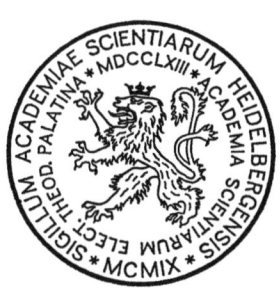

Sitzungsberichte der Heidelberger Akademie der Wissenschaften
Mathematisch-naturwissenschaftliche Klasse
Jahrgang 1975, 2. Abhandlung

E. Kauker

Vorkommen und Verbreitung der Tollwut in Europa von 1966 bis 1974

mit einem Vorwort
von
Helmut J. Jusatz

Mit 2 Kartenblättern und 1 Diagramm

(Vorgelegt in der Sitzung vom 14. Dezember 1974)

Springer-Verlag Berlin Heidelberg GmbH 1975

Dr. Emil Kauker
3500 Kassel
Oderweg 3

ISBN 978-3-540-07272-0   ISBN 978-3-642-45472-1 (eBook)
DOI 10.1007/978-3-642-45472-1

Additional material to this book can be downloaded from http://extras.springer.com

Das Werk ist urheberrechtlich geschützt. Die dadurch begründeten Rechte, insbesondere die der Übersetzung, des Nachdruckes, der Entnahme der Abbildungen, der Funksendung, der Wiedergabe auf photomechanischem oder ähnlichem Wege und der Speicherung in Datenverarbeitungsanlagen bleiben, auch bei nur auszugsweiser Verwertung, vorbehalten.

Bei Vervielfältigung für gewerbliche Zwecke ist gemäß § 54 UrhG eine Vergütung an den Verlag zu zahlen, deren Höhe mit dem Verlag zu vereinbaren ist.

© by Springer-Verlag Berlin Heidelberg 1975
Ursprünglich erschienen bei Springer-Verlag Berlin · Heidelberg 1975
Softcover reprint of the hardcover 1st edition 1975

Universitätsdruckerei H. Stürtz AG, Würzburg

Vorwort

Im zweiten Band des Welt-Seuchen-Atlas erschien im Jahre 1953 zum ersten Mal eine Übersichtskarte über die Verbreitung der Tollwut in Mitteleuropa, die seit dem Ende des Zweiten Weltkrieges als silvatische Tollwut im mitteleuropäischen Raum aufgetreten war und eine bemerkenswerte Ausdehnung von Ost nach West zeigte. Dieses auffällige Verhalten einer Seuche, die sich völlig unabhängig vom menschlichen Verkehr über Landesgrenzen hinweg von Jahr zu Jahr weiter west- und südwärts verbreitete, ließ es angebracht erscheinen, die weitere Entwicklung in den europäischen Ländern zu verfolgen und im Kartenbild festzuhalten. In der Geomedizinischen Forschungsstelle der Heidelberger Akademie der Wissenschaften entstanden daher 12 Jahre nach Abschluß der ersten Karte zwei Kartenblätter über die Entwicklung und den Stand des Vorkommens der Tollwut in Mitteleuropa bis zum Jahre 1966, die mit Erläuterungen von Herrn Regierungsveterinärdirektor Dr. med. vet. habil. E. Kauker in dieser Schriftenreihe im Jahre 1966 erschienen sind. Inzwischen ist die damals ausgesprochene Prognose einer weiteren Verseuchung der westlich und südlich an die Bundesrepublik Deutschland anschließenden Länder durch die eingetretenen Ereignisse der Jahre 1967 bis 1974 bestätigt worden. Das weitere Vordringen der vom Fuchs getragenen silvatischen Form der Tollwut nach Westeuropa mit der Verseuchung der östlichen Departements von Frankreich, Teilen von Belgien und Luxemburg sowie der Schweiz und Österreich gab Veranlassung, die Unterlagen für die Herstellung neuer Kartenblätter zusammenzustellen, eine Aufgabe, die dankenswerterweise wiederum von Herrn Dr. Kauker übernommen wurde. Diese Karten, die in der Geomedizinischen Forschungsstelle auf der Grundlage der vorhandenen Grundsituation gezeichnet wurden, lassen die Dynamik einer Seuche erkennen, die in ihrem Vordringen weder durch Staatsgrenzen, noch durch Flüsse, Seen oder Gebirgszüge aufgehalten wird. Andererseits weist der geringe Befall oder das Freibleiben von Gebieten im Kartenblatt auf die Abhängigkeit der silvatischen Tollwut von geomedizinischen Bedingungen hin, wie sie in der Ungunst der geoökologischen Verhältnisse derartiger Gebiete für das Einnisten einer Fuchspopulation vorliegen können, etwa am Mittelrhein mit den ausgedehnten Weinanbauflächen, den moorigen Böden Hollands oder industriellen Ballungsgebieten. Die neuen Karten können von diesem Gesichtspunkt aus auch als Anschauungsmaterial für eine geomedizinische Betrachtungsweise der Seuchenverbreitung Verwendung finden.

Helmut J. Jusatz

Inhalt

	Seite
Vorwort von Prof. Dr. med. Helmut Jusatz	5
A. Allgemeine Grundsätze der Tollwutinfektion	9
I. Ätiologie und Pathogenese	9
II. Epizootologie	10
III. Ökologie des Rotfuchses	12
1. Biotop	12
2. Fuchsdichte	12
3. Biologische Faktoren	13
IV. Bekämpfungsmaßnahmen	15
1. Begasung der Fuchsbaue	15
2. Orale Immunisierung von Füchsen gegen Tollwut	16
3. Antifertilitätsmaßnahmen bei Füchsen	16
B. Die Verbreitung der Tollwut in Europa	17
I. Das Vorkommen der silvatischen Tollwut in Mittel- und Westeuropa	17
II. Die tollwutfreien Länder von West- und Nordeuropa	27
III. Vorkommen silvatischer Tollwut in Ländern mit früher vorhandener urbaner Seuche	28
IV. Länder mit urbaner Tollwut und regionalem silvatischem Seuchenvorkommen	31
V. Urbane Tollwut	35
VI. Tollwutfreie Länder im Mittelmeerraum	36
C. Tollwut beim Menschen	36
D. Ausblick	38
Zusammenfassung	40
Summary	40
Resumé	41
Literatur	42

Beilage: 2 Kartenblätter und 1 Diagramm
Karte 1: Tollwut in Europa 1974 (1. Halbjahr)
Karte 2: Verbreitung der Tollwut in Europa 1966 bis 1974
Grundlage: Karte Mitteleuropa 1:2,5 Mill. der Geomedizinischen Forschungsstelle der Heidelberger Akademie der Wissenschaften

Aus der Geomedizinischen Forschungsstelle der Heidelberger Akademie der Wissenschaften (Leiter: Professor Dr. med. Helmut J. Jusatz)

Vorkommen und Verbreitung der Tollwut in Europa von 1966 bis 1974

von
E. Kauker

Die Tollwut ist im vergangenen Jahrzehnt von der Mitte Europas nach Westeuropa vorgestoßen und bedroht nach zügigem Vorrücken südwärts durch Österreich und die Schweiz jetzt auch den Tierbestand und die Bevölkerung Italiens. Die Darstellung der Verbreitung dieser Zoonose in Mitteleuropa, die in der 4. Abhandlung des Jahrgangs 1966 dieser Sitzungsberichte gegeben wurde, bedarf deshalb einer Überarbeitung und Ergänzung für den an den vorausgegangenen Bericht anschließenden Zeitabschnitt vom 1. Juli 1966 bis 30. Juni 1974. Es wird deshalb im folgenden ein Überblick über den Stand dieser Seuche in allen europäischen Staaten bis zur Jahresmitte 1974 gegeben und die räumliche Entwicklung der Tollwut im vergangenen Jahrzehnt in zwei Kartenblättern dargestellt.

A. Allgemeine Grundsätze der Tollwutinfektion

I. Ätiologie und Pathogenese

Die Tollwut wird durch ein neurotropes Virus aus der Gruppe der Rhabdoviren hervorgerufen. Die meisten Feld- und Laboratoriumsstämme aus allen Teilen der Welt, die als klassische Tollwutviren angesehen werden, gehören zum Serotyp 1.

Das Virus ist empfindlich gegen Sonnenlicht und Hitze. Die Lebensdauer des Virus ist um so kürzer, desto höhere Grade der Temperatur einwirken. Bei natürlicher Umgebungstemperatur soll flüssiger Speichel 24 Std, Speichel im eingetrockneten Zustand bis zu 14 Std gefährlich sein [16]. Das Verhalten des Virus unter verschiedenen äußeren Bedingungen ist kürzlich in einem Bericht einer Expertenkommission der Weltgesundheitsorganisation zusammengestellt worden [85].

Die Infektion des Menschen und verschiedener Tierarten kommt in der Hauptsache durch das Eindringen virushaltigen Speichels in eine durch den Biß eines tollwütigen Tieres verursachte Wunde zustande. Es besteht auch die Möglichkeit, daß virushaltiger Speichel in eine bereits vorher entstandene frischere Wunde Eingang findet. Überzeugende Beobachtungen über Infektionen durch den Magendarmkanal liegen nicht vor. Versuche, Laboratoriumstiere peroral zu infizieren, zeigten negative Ergebnisse sowohl bei Füchsen als auch Hunden. Da es bei der Tollwut keine längere Virämie gibt, spielen Arthropoden [44a, 79] keine Rolle. Der von Constantine [11a] im Experiment bewiesene Tröpfcheninhalationsweg (Nichtbißweg) wurde von Winkler u.a. [81] bestätigt. Ein menschlicher Tollwutfall ereignete sich 1972 bei einem Laboranten in Texas, der möglicherweise einer Aerosolinhalation ausgesetzt war [84].

Das Haften und der Ablauf der Infektion wird durch das Verhalten des Virus im Empfänger bestimmt. Auf Grund der intramuskulären LD50-Dosis und der epidemiologischen Evidenz läßt sich folgende Reihenfolge nach fallender Suszeptibilität aufstellen [85]:

Empfänglichkeit	Art, Gattung
Hochempfänglich	Fuchs, Kojote, Schakal, Wolf, Feldmaus
Empfänglich	Hamster, Skunk, Waschbär, Katze, Fledermaus, Mungo, Viverriden, Meerschweinchen, Rind, Kaninchen, andere Nager
Mäßig empfänglich	Dachs, Hund, Schaf, Ziege, Pferd, Primaten
Gering empfänglich	Opossum, Mensch
Unempfänglich	Kaltblüter

Die Häufigkeit der menschlichen Erkrankung nach dem Biß eines sicher tollwütigen Tieres wird zwischen 3—50% angegeben [44a], der Mittelwert liegt bei 15%.

Das Rabiesvirus siedelt sich elektiv in den Nervenzellen an. Bei voll entwickelter Tollwut ist das Virus in der grauen Substanz aller Abschnitte des Gehirns und Rückenmarks nachweisbar. In den Sinnesorganen befindet es sich in den Nervenzellen der Netzhaut des Auges, in den Ganglienzellen der Nasenschleimhaut und des inneren Ohres. Die großen und selbst die kleinen Speicheldrüsen der Mundhöhle einschließlich der Zunge werden unterschiedlich stark, aber doch fast regelmäßig (90%) vom Virus befallen [56]. Schon vor dem Auftreten von Krankheitssymptomen ist das Virus im Speichel vorhanden, beim Fuchs ungefähr 5—6 Tage vorher bei einer mittleren Inkubationszeit von 25 Tagen [75].

II. Epizootologie

In Europa tritt gegenwärtig die Tollwut überwiegend im Wildtierkreis (*silvatische* Tollwut) auf. Die Bedeutung der Haustiertollwut (*urbane* Tollwut) ist durch Schutzimpfungen der Hundepopulation zurückgegangen, wodurch auch die Infektionsgefährdung des Menschen vermindert wurde. Als hauptsächlicher Träger und Übertrager des Tollwutvirus hat sich der Rotfuchs [Vulpes vulpes (Linné, 1758)] erwiesen. Sein Anteil am Vorkommen der Tollwut in den verschiedenen Ländern Europas bewegt sich zwischen 67,9 % (Belgien) und 85,09 % (Ungarn). Eine geringere Bedeutung in Osteuropa hat der Marderhund (Nyctereutes procyonoides, russ. Jenot, engl. Siberian racoon dog).

Um die Ausbreitung der Seuche als Epizootie oder sogar als Panzootie zu erklären, wurde vergeblich nach latenten Infektionen bei Füchsen und anderen Wildtieren gesucht [83, 86]. Den wenigen Virusfeststellungen bei insektenfressenden Fledermäusen im europäischen Raum kommt keine epizootologische Bedeutung zu. Untersuchungen von Muriden aus tollwutverseuchten Gebieten in Europa und in Amerika ergaben keine Anhaltspunkte für ein Virusreservoir dieser Nager. Die latente Infektion von Rodentien mußte deshalb abgelehnt werden. Diese Meinung wurde bisher auch von der WHO vertreten [85].

Diese Stellungnahme ist seit 1971 nicht mehr so eindeutig. In diesem Jahr und in den folgenden Jahren veröffentlichten Sodja, Lim und Matouch [64, 65, 66, 86] Untersuchungen bei kleinen Nagern, die zu 88 % aus Feldmäusen [Microtus arvalis (Pallas, 1779)] bestanden, aus tollwutfreien und befallenen Gebieten. In einem Zeitraum von über 4 Jahren wurden 2162 Tiere untersucht und dabei 28 Tollwutvirusstämme isoliert, die sich für Laboratoriumstiere, Hunde und Füchse, als pathogen erwiesen. Auch Schneider und Schoop [61, 86] konnten 8 Virusstämme bei Untersuchung von 635 klinisch gesunden Rodentien aus Süddeutschland isolieren. Die Isolierung gelang erst nach einigen Blindpassagen. Die Stämme erwiesen sich als pathogen für Mäuse; Füchse, denen intramuskulär 1000 bzw. 100 Mäuse-LD 50 verabreicht wurden, starben an Tollwut. Die Stämme waren serologisch mit dem klassischen Virus verwandt und sind dem Serotyp 1 zuzuordnen [85]. Aus diesen Befunden könnte das Bestehen einer latenten Infektion bei Nagern abgeleitet werden.

Diese Feststellungen dürfen zunächst nicht verallgemeinert werden, da ähnliche Untersuchungen in der Bundesrepublik Deutschland, in Frankreich und in der Schweiz, die mit der gleichen Methode durchgeführt wurden, negativ verliefen [84]. Der Widerspruch zu den erstgenannten Ergebnissen könnte sich durch ein regionales Vorkommen von Virusstämmen erklären lassen.

Schindler [59] hat schon früher die Ansicht vertreten, daß die relativ hohe Empfänglichkeit der Feldmaus für eine intramuskuläre Injektion des Virus die Möglichkeit ausschließt, die Feldmauspopulation als ein latent verseuchtes Virusreservoir anzuerkennen, obwohl die Lebensweise der Feldmaus eine aktive Verbreitung des Tollwutvirus unter dieser Tierart grundsätzlich zulassen würde. Das gleiche gilt auch für die Waldmaus.

Weiterhin ist nicht zu erklären, auf welche Weise aus der latenten Infektion der Kleinnager eine Infektionskrankheit des Fuchses entstehen könnte, da bisher die Haftung des Rabiesvirus über den Magendarmkanal bei Füchsen nicht gelang.

III. Ökologie des Rotfuchses

Der Rotfuchs [Vulpes vulpes (Linné, 1758)] ist in Europa weit verbreitet, er fehlt lediglich auf einigen Inseln (Balearen, Malta, Kreta). Auf Island und Grönland lebt eine verwandte Art, der Eisfuchs [Alopex lagopus (Linné, 1758)], der in Grönland Träger des Rabiesvirus ist.

1. Biotop

Wesentlich für die Siedlungsdichte des Rotfuchses sind die Umweltbedingungen. Zu diesen gehören einmal der geeignete Bodentyp zur Anlage von Bauen. Nach Behrendt [6] werden am häufigsten Baue in bindigen, mittelfesten und tiefgründigen Böden (sandige Lehmböden, Löß) bevorzugt. Ein zu hoher Grundwasserstand schließt die Anlage eines Baues aus oder zwingt ihn zu einem flachen Bausystem. Bei 181 festgestellten Bauen beobachtete Behrendt nur 24 (13%) mit hoher Bodenfeuchtigkeit und hohem Grundwasserstand. Deswegen ist z.B. in den Küstengebieten der Nordsee und in der nördlichen Oberrheinebene ein geringerer Fuchsbestand festzustellen.

Aufgrund von 140 Mageninhaltsanalysen läßt sich nach Behrendt [6] die Nahrungszusammensetzung wie folgt berechnen: 32,7% Mäuse, 30% Niederwild, 18,2% Vegetabilien, 12,5% Fleisch und 7% Insekten. Nach Hesse hat jeder Fuchs ein bestimmtes Beuterevier, in dem er keine Konkurrenten duldet [24]. Der Wald ist im Vergleich zum Feld nahrungsarm, das Feld dagegen nahrungsreich. Deswegen ist er gezwungen, in großen Waldgebieten, wie z.B. im Schwarzwald und im Harz, oder in Moorgebieten und ausgesprochenen Feldgegenden (z.B. Friesland), das Beuterevier groß zu halten. Dementsprechend wird die Siedlungsdichte in diesen Gebieten geringer sein.

2. Fuchsdichte

Zahlenmäßige Angaben über die Rotfuchspopulation liegen nicht in gleicher Genauigkeit wie über das Schalenwild und anderes Nutzwild vor. Errechnungen des Fuchsbestandes eines Landes beruhen entweder auf Einzeluntersuchungen oder Schätzungen aufgrund der Jahresstrecke *(relative Dichte)*. Diese Statistik bei Füchsen gilt als recht zuverlässig [44], ist für die Beurteilung der Tollwut ausreichend und wird neuerdings als „hunting indicator of the population density" (HIPD) bezeichnet [8]. Für viele Gegenden von Dänemark, der Bundesrepublik und der Schweiz wurde dieser Indikator im Frühjahr auf ungefähr 1,2 erwachsene Fuchseinheiten je 100 ha errechnet. Dies gilt für Gebiete ohne Tollwut und ohne Reduzierungsmaßnahmen. Da die Dichte des Fuchsvorkommens vom Biotop abhängig ist, liegt die relative Wilddichte in Waldgebieten (Schwarzwald, Harz), in Gegenden mit hohem Grundwasserstand (Rheintal), sowie in Moorgebieten (Friesland) niedriger. Die fuchsreichsten Gegenden der Bundesrepublik Deutschland liegen in Baden-Württemberg. Im Breisgau und im südlichen Oberrheingebiet lag die relative Fuchsdichte mit 1,25 ziemlich hoch, in Oberschwaben, im südöstlichen Baden und im Bodenseegebiet mit 1,48 sehr hoch [8, 44]. Legt man die durchschnittliche relative Fuchsdichte von 1,2 der Wirtschaftsfläche der BRD von 24 735 900 ha zugrunde, ergibt sich ein Altfuchsbestand von 296 830 Tieren. Bei einem Geschlechterverhältnis ♂:♀ von durchschnittlich 1,5:1 — neuere Angaben: 1,24:1 [86] — gliedert er sich in rund 178 000 Rüden und 118 000 Fähen. Da ca. 10—12,5 % der Fähen sich bei Überprüfungen als steril erwiesen haben [86], ist bei einem Wurfdurchschnitt von 4,7 [84] mit rund 485 000—500 000 Welpen zu rechnen. Die errechnete Gesamtzahl von ca. 800 000 stimmt mit der geschätzten von Eckerskorn [15] überein. In Frankreich wird sie auch mit 800 000 Tieren angegeben. Diese Zahlen erscheinen gering, sie stellen jedoch deshalb das zentrale Problem der derzeitigen Epizootie dar, weil jährlich eine große Anzahl junger, empfänglicher Tiere nachwächst, deren Lebenserwartung nicht groß ist, da 70 % das erste Lebensjahr nicht überschreiten (Population turnover). In Beziehung zur Fuchstollwut bedeutet eine geringe Populationsdichte auch eine geringe Seuchendichte. Mit der Zunahme der Fuchsbevölkerung vermehren sich dementsprechend die Seuchenzahlen der Tollwut [33].

3. Biologische Faktoren

Die Biologie des Rotfuchses beeinflußt das Saisonverhalten der silvatischen Tollwut, deren Frühjahrshäufigkeit mit dem Ranzgebaren der Fuchsrüden in Zusammenhang steht. In Deutschland setzt die Ranz im Dezember ein, hat im Januar ihren Höhepunkt und dauert bis Ende Februar. In anderen Ländern richtet sich Beginn und Dauer nach den Breitengraden, nach dem Alter der Fähen und den örtlichen Wetterverhältnissen. Alte Fähen kommen früher als junge in die Ranz, die 21 Tage dauert. In Frankreich sollen in den meisten Monaten des Jahres tragende Fähen zu finden sein [10].

Das Gefolge der Rüden führt Rangordnungskämpfe durch, in deren Verlauf der ranghöchste Rüde dem unterlegenen Bisse beibringt. Es mag auch sein, daß die Fähe nicht genehme Werber mit Hilfe ihres Gebisses abwehrt. Obwohl kaum ernste Verletzungen entstehen, muß die Virusübertragung durch Virusausscheider erfolgen, die sich in der Inkubation befinden. Die Folge davon ist eine erhebliche Steigerung von Fuchstollwut überwiegend im Monat März in einer Reihe von Ländern (BRD, DDR, Österreich, Polen, Tschechoslowakei, Ungarn, Sowjetunion). In Frankreich wurde diese Beobachtung erst in den beiden letzten Jahren gemacht, in der Schweiz überhaupt nicht.

Mit dem Auflösen des Familienverbandes *(Raubmündigwerden)* in den Monaten September und Oktober verlassen die Welpen das elterliche Revier. Um die Bewegungen der Jungfüchse verfolgen zu können, wurde von der *Radiotelemetrie*, bei der den Tieren ein mit einem Sender versehenes Halsband übergestreift wird, und von der *Ohrmarken-Markierung* Gebrauch gemacht. Markierungsversuchsreihen bei Jungfüchsen wurden in größerem Ausmaß in der Schweiz, in den Niederlanden und in Dänemark durchgeführt. In Holland lagen von 236 Füchsen, die markiert waren, 67 Rückmeldungen (33%) vor; ungefähr 80% der Jungfähen und 50% der Jungrüden hatten die 5 km-Grenze nicht überschritten; nur einer hatte sich einen neuen Lebensbezirk in einer Entfernung von über 100 km gesucht [88]. In Jütland wurden von 484 markierten Füchsen 202 wiedererlangt (44%). Jensen [27] macht über 140 genaue Angaben: 90 (64,3%) blieben in einer Entfernung von weniger als 5 km, 21 (15%) legten 5—14 km, 10 (7,2%) 15—25 km und 19 (13,5%) mehr als 25 km zurück. Nur 5 kamen weiter als 50 km, und zwar 3 Rüden (55, 92, 110 km) und 2 Fähen (111, 140 km).

Die Immigration der Jungfüchse kann von Anfang Oktober ab erfolgen und hört um den Jahreswechsel auf. Dabei können sie bei ungünstigen Lebensbedingungen in Konkurrenz mit anderen geraten. Die Folge davon ist eine Tollwutprävalenz im letzten Vierteljahr. Einzeltiere können die Seuche über 100 km weit verschleppen. Die Tollwut legte auf diese Weise in Belgien und in der Schweiz jährlich 20—25 km, in Schleswig-Holstein 45 km [32], in Baden-Württemberg 50 km [44] und in Frankreich 36 km zurück. Insgesamt wurden in Frankreich in $6^{1}/_{4}$ Jahren 225 km zurückgelegt, d.h. durchschnittlich 3 km im Monat.

Bei den Wanderungen paßt sich der Fuchs dem Gelände an, er folgt den Alpentälern in Österreich und in der Schweiz. Talabschlüsse werden nicht überwunden. Flüsse bilden kein Hindernis, weil wandernde Füchse auch Brücken benutzen. Scholz [62] beobachtete, daß ein tollwutgelähmter Fuchs etwa 15 min lang imstande war, ohne große Anstrengungen zu schwimmen. Im Departement Haut-Rhin wurde ein Fuchs 50 m von einer Rheinbrücke entfernt erschlagen [40]. Größere Wasserflächen (Seen), z.B. Bodensee, Züricher See, Zuger See, werden umgangen.

Bereits 1960 hatten Kauker und Zettl [31] erkannt, daß die Epizootologie der silvatischen Tollwut in enger Beziehung zur *Dichte der Fuchsbevölkerung* steht. Die Tollwut stellt einen dichteabhängigen Begrenzungsfaktor der Fuchsbevölkerung dar, deren Wechsel in 3 Phasen verläuft: *Begrenzung, Erhaltung, Erholung*. Die Begrenzung der Fuchspopulation bei der ersten

Tollwutwelle ist erheblich, es fallen 40—60% des Fuchsbestandes der Tollwut zum Opfer [85, 86]. Der Rückgang der Fuchsdichte hat dann weniger Seuchenfälle zur Folge. Ohne äußere Einwirkung kommt es in 3—4 Jahren wieder zur Erholung der Fuchsbevölkerung. Diese Dynamik zwischen Rotfuchs und Tollwutvirus wurde in vielen Ländern Europas sowie in Nordamerika beobachtet [85].

Bögel u.a. [8] setzen in einem Nomogramm den Grad der Verminderung der Population, die Dauer der Erholungsphase und den mittleren jährlichen Zuwachs in Beziehung. Damit läßt sich die jährliche Erholungsrate schätzen. Der sich ergebende Gradient für die Populationszunahme während der Erholungsphase sollte bei der Bewertung der Verminderungsmaßnahmen Berücksichtigung finden.

IV. Bekämpfungsmaßnahmen

Die derzeitige Seuchensituation liegt in der Fuchsbevölkerung begründet, deren Regenerationsfähigkeit sich anscheinend gesteigert hat. So berichtet Jensen aus Dänemark [27], daß sich in den letzten 25 Jahren in diesem Lande die jährlichen Abschußzahlen von ca. 25000 auf über 50000 Füchse erhöht haben. Dies besagt, daß die Fuchspopulation fähig ist, sich trotz starker Bejagung zu vermehren. Die Gründe für dieses Phänomen sind nicht erkennbar, sondern höchstens zu vermuten. Um die Überbevölkerung der Füchse zu reduzieren, sind drastische Maßnahmen notwendig. Durch den Abschuß von Füchsen, auch unter Gewährung von Prämien, konnte in der Bundesrepublik Deutschland [88], in Dänemark und in Vorarlberg kein wesentlicher Einfluß auf die Fuchsdichte erreicht werden [46, 57].

1. Begasung der Fuchsbaue

Die *Fuchsbaubegasung* wird von der WHO [85] als die wirksamste Methode zur Verminderung der Fuchsbevölkerung in Europa bezeichnet unter der Voraussetzung, daß 75% und mehr der Fuchswürfe in den Bauen erreicht werden, und daß die Maßnahme in größeren Gebieten zweimal in den Monaten April und Mai durchgeführt wird. Schwierig gestaltet sich die Bekämpfung in Gebirgsgegenden, z.B. in den Alpen und im Jura, wo nur 45% bzw. 55% der Würfe in Bauen leben [86]. Folgende Giftstoffe werden verwendet: *Blausäure* (Zyklon B) in der Bundesrepublik Deutschland und in Belgien, *Phosphorwasserstoff* (Polythanol, Depyfag, u.a.) in der BRD, DDR und in der Schweiz, *Chloropikrinsäure* in Frankreich. Letztere hat den Nachteil, daß sie sich erst bei einer Temperatur von 10° C verflüchtigt, deshalb also während kalter Tage nicht verwendet werden kann [75].

Die Ergebnisse der Begasung sind jedoch nicht zufriedenstellend, als Gründe hierfür werden genannt: Ausweichen der Fähen aus den Mutterbauen in Notbaue, Nichtmelden von Bauen, Nichtauffinden gemeldeter Baue, Nichterkennen sämtlicher Röhren und technische Mängel der Begasung [34]. Deswegen schlagen Kersten und Zinn [34] vor, die dadurch nicht erfaßten Jungfüchse durch Abschuß im September und Oktober in Schranken zu halten.

Zufriedenstellende Ergebnisse werden, wenn auch nur vorübergehend, aus Hessen [78] und aus Baden-Württemberg [44] berichtet. Belgien war vom 1. 5. 1972 bis Januar 1974 tollwutfrei, Dänemark ist seuchenfrei seit November 1970. In Südjütland gelang es, die relative Fuchsdichte von 1,0 auf 0,15 herabzudrücken; dies entspricht einer Verminderung der Fuchsbevölkerung um 80% [39]. Die Ausnahmestellung dieses Landes dürfte durch die günstigen geographischen Verhältnisse gefördert worden sein, nämlich die natürliche Begrenzung nach zwei Seiten durch das Meer, die geringe Breite der Halbinsel sowie die Seuchenrichtung vom Süden nach Norden mit nur einer Eingangspforte.

2. Orale Immunisierung von Füchsen gegen Tollwut

Über die Möglichkeit, Füchse oral mit Lebendvaccinen gegen Tollwut zu immunisieren, wurde erstmals von Black und Lawson [7] berichtet. Fast gleichzeitig teilten Baer, Abelseth und Debbie [3] die gelungene orale Immunisierung von Füchsen mit. Deutsche Untersuchungsergebnisse finden sich bei Mayr u.a. [42a] und Jäger [26]. Als am meisten versprechend hat sich der ERA-Stamm erwiesen [85]. Es ist jedoch sehr fraglich, ob sich die im Experiment erzielten Ergebnisse in freier Wildbahn verwirklichen lassen. Es liegen zunächst keine Kenntnisse darüber vor, wie der Virusstamm auf andere Wildtiere wirkt. Weiterhin müßten 75% der Population immunisiert werden. Bei dem starken jährlichen Bevölkerungswechsel erscheint eine Vaccinierung jedes Jahr notwendig [85]. Selbst wenn dies möglich wäre, erhebt sich die Frage, wie die Überbevölkerung der Füchse geregelt werden soll, da doch die Tollwut ein Regulativ der Fuchspopulation darstellt. Deswegen scheint die Immunisierung nicht der richtige Weg der Bekämpfung zu sein, da sie zusätzlich eine Bevölkerungsverminderung notwendig macht, um andere Seuchenprobleme beim Fuchs unmöglich zu machen.

3. Antifertilitätsmaßnahmen bei Füchsen

Die Selbstbehauptung einer Tierart wird durch ihre Fruchtbarkeit garantiert; folgerichtig müßten sich die Verdünnungsmaßnahmen direkt gegen die potentiellen Nachkommenproduzenten richten. Da sich jedoch die Anwendung von Antifertilitätsagentien noch im experimentellen Bereich befindet, ist die gezielte Einwirkung auf weibliche Tiere in der Wildbahn nicht praxisreif. Wahrscheinlich wird diese Maßnahme daran scheitern, daß der erreichte

Prozentsatz der Fähen zu gering ist, um auf die Fuchsdichte einzuwirken. Außerdem müßte die Wirkung auf andere Tierarten geprüft werden.

Zunächst bleibt also nur die Begasungseinwirkung auf den Nachwuchs und weitere Populationsverdünnung mit jagdlichen Mitteln übrig, die in der Weise erfolgen sollte, daß ein Fuchsbesatz von 0,15 Einheiten pro 100 ha die Infektionskette abbrechen läßt. Dabei sollte die Erhaltungsphase besonders ausgenützt werden.

B. Die Verbreitung der Tollwut in Europa

I. Das Vorkommen der silvatischen Tollwut in Mittel- und Westeuropa

1. Bundesrepublik Deutschland (BRD)

Im Jahre 1965 wurde der Rhein im Mittelrheingebiet überwunden, es folgte eine starke Verseuchung des Eifel-Moselgebietes. Stark betroffen wurden die Kreise Trier, Wittlich, Bitburg, Prüm und Schleiden, deren Verseuchung eine Bedrohung der Nachbarländer erwarten ließ. Von diesem Schwerpunkt aus kam es zu Ausstrahlungen über das Saarland, Hochwald, Hunsrück, Pfälzer Bergland, Rheinhessen bis zur Haardt. In Baden-Württemberg drang nach einer Stagnation zwischen 1959—1962 die Seuche nach Süden mit einer jährlichen Geschwindigkeit von ca. 50 km vor. Vom Oberschwaben-Bodenseegebiet mit der höchsten relativen Fuchsdichte von 1,48 pro 100 ha [44] schob sich die Tollwut in den folgenden Jahren von Nordosten nach Südosten vor. Oberbayern wurde 1966 bis zur Isar betroffen, 1968 wurde der Inn überschritten. Die Landesgrenze im Süden nach Österreich wurde erreicht, ausgenommen ist der Kreis Berchtesgaden (Bad Reichenhall). Der Bayerische Wald zeigte nach einem Stillstand wieder Tollwutvorkommen, wahrscheinlich ist es zur Einschleppung aus Böhmen gekommen. In Norddeutschland war am Ende des Beobachtungszeitraumes eine Seuchenverschiebung nach dem Westen gegen die niederländische Grenze zu beobachten. In Schleswig-Holstein wanderte die Tollwut zwischen 1965 und 1968 vom Süden des Landes nordwärts zur dänischen Grenze vor, die überschritten wurde.

Über die Flächenverseuchung und das Betroffensein der Haus- und Wildtiere gibt Tabelle 1 Auskunft.

Die Zusammenstellung läßt erkennen, daß im Zeitraum zwischen 1970 bis 1972 eine erhebliche Abnahme des Tollwutvorkommens zu verzeichnen ist. Der Anstieg im Jahre 1973 wird sich im Jahre 1974 auf ungefähr 3000 Neuausbrüche fortsetzen; das ist aus dem Durchschnittswert von 56,2 % im 1. Halbjahr zu errechnen. An den Neuausbrüchen waren die Füchse zu 69,9 %, andere Wildtiere zu 11,5 % und die Haustiere zu 18,5 % beteiligt.

Tabelle 1. Neuausbrüche in der BRD nach Gemeinden von 1966–1974 und nach den zugrunde liegenden Fällen

Jahr	Neuausbrüche nach Gemeinden	Gesamttiere	Füchse	Haustiere
1966	2556	3683	2347	834
1967	2785	4372	3010	788
1968	2833	4447	3077	842
1969	2779	3897	2620	786
1970	2003	2693	1927	506
1971	1767	2114	1514	465
1972	2046	2692	1947	451
1973	2374	3116	2360	468
1974[a]	1469	1992	1474	250
Zusammen	20612	29006	20276	5390

[a] Nur erstes Halbjahr.

Wie schon zuvor erörtert, besteht die grundlegende Bekämpfungsmaßnahme in einer drastischen Senkung der Fuchszahl. Als wirksamste Methode erwies sich die Begasung der Fuchsbauten. In der BRD erfolgte diese Bekämpfungsmaßnahme zunächst in einzelnen Bundesländern. Die nachstehende Tabelle gibt darüber Auskunft.

Tabelle 2. Begasung der Fuchs- und Dachsbaue in den einzelnen Bundesländern

Land	1965	1966	1967	1968	1969
Baden-Württemberg	gesamtes Landesgebiet		gesamtes Landesgebiet, ausgenommen seuchenfreie Kreise		
Bayern	–	–	–	einzelne Kreise	gesamtes Landesgebiet
Hessen		gesamtes Landesgebiet			
Nordrhein-Westfalen	Reg.-Bezirk Düsseldorf, Köln, Arnsberg	Reg.-Bezirk Arnsberg, Aachen	Reg.-Bezirk Düsseldorf, Köln, Aachen, Arnsberg, Detmold	wie 1967 und 1968	
Rheinland-Pfalz		gesamtes Landesgebiet			
Saarland	–	–	–	gesamtes Landesgebiet	
Schleswig-Holstein	Teilgebiet	–	–	–	gesamtes Landesgebiet

Um alle Länder zur Bekämpfung der Fuchstollwut zu verpflichten und diese zu vereinheitlichen, hat der Bundesminister für Ernährung, Landwirtschaft und Forsten die Verordnung zum Schutz gegen die Tollwut vom 13. 3. 1970 (BGBl I S. 289) erlassen, die in § 15 als besondere Maßregel die Verminderung der Füchse durch vermehrten Abschuß und durch die Begasung der Baue regelt. Gegen die Pflicht des Jagdausübungsberechtigten, der zuständigen Behörde auf Aufforderung die Lage von Fuchs- und Dachsbauen anzuzeigen, hat ein Jagdpächter Klage erhoben. Durch Urteil des Oberverwaltungsgerichtes für die Länder Niedersachsen und Schleswig-Holstein in Lüneburg vom 28. 1. 1973 sowie durch den Entscheid des I. Senates des Bundesverwaltungsgerichts vom 19. 3. 1974 wurde festgestellt, daß § 15 Tollwut-Verordnung wegen Überschreitung der zugrunde liegenden bundesgesetzlichen Ermächtigung nichtig sei. Im einzelnen wird ausgeführt, daß aus § 79 Abs. 1 Nr. 2 ViehSG die Ermächtigung zum Erlaß von Rechtsverordnungen, wie z.B. die Normierung der Begasung von Fuchsbauen, nicht hergeleitet werden könne, da letztere sich auf „für die Seuche *empfänglichen* Tiere" richte, während § 18 und § 24 nur die Tötung der an der Seuche *erkrankten oder verdächtigen* Tiere gestattet. Damit ist die bundeseinheitliche Durchführung von Tollwutbekämpfungsmaßnahmen aus formaljuristischen Gründen zunächst gescheitert. Da 1974 keine Begasung der Fuchsbaue erfolgte, ist ein Anstieg des Tollwutvorkommens — wie aus Tabelle 1 ersichtlich — auf den Stand der Jahre von 1967 bis 1969 festzustellen. Besonders betroffen sind die Länder Bayern, Baden-Württemberg und Niedersachsen. Des weiteren ereigneten sich drei menschliche Tollwutfälle. Deswegen müssen unverzüglich ausreichende Rechtsgrundlagen für eine wirksame Bekämpfung geschaffen werden, die in einer Erweiterung des § 18 in Verbindung mit § 24 auf „die für die Seuche *empfänglichen* Tiere" bestehen müßte.

2. Deutsche Demokratische Republik

Da die Tierseuchenberichte des Ministeriums für Land-, Forst- und Nahrungsgüterwirtschaft, Abteilung Veterinärwesen, die Neuzugänge nach Bezirken und Gemeinden insgesamt melden, ist eine genaue Lokalisierung des Tollwutvorkommens nicht möglich. Betroffen sind alle 14 Bezirke mit graduellen Unterschieden (s. Tabelle 3).

Tabelle 3. Neuausbrüche nach Gemeinden

	1967	1968	1969	1970[a]	1971	1972	1973	1974[b]
Neuausbrüche	1200	1814	1529	1395	1449	1494	1299	569

[a] Nur 11 Monate.
[b] Nur 5 Monate.

Im Jahre 1973 war der Fuchs mit 75,3 %, andere Wildtiere mit 8,5 % und die Haustiere mit 16,2 % am Tollwutvorkommen beteiligt. Die Seuche hat reinen silvatischen Charakter. Eine jahreszeitliche Häufung der Tollwutfälle ist im Frühjahr und im letzten Jahresviertel zu beobachten und von Ulbrich [76] als echter Unterschied bestätigt worden, weil sie in der Dynamik des Populationsgeschehens beim Fuchs begründet und unabhängig von den Zufälligkeiten des Einsendungsgeschehens sei. Im Jahre 1972 wurden rund 57000 Füchse erlegt, das bedeutet eine relative Durchschnittsdichte von 0,5 pro km². Den Empfehlungen der 5. Konferenz der regionalen Kommission des Office internationale des Epizooties (OIE) für Europa vom 21./ 24. 9. 1971 folgend, ist beabsichtigt, durch Begasung der Fuchsbaue in den nächsten Jahren eine Dichte von 0,2 Füchsen je 100 ha zu erreichen, die nach den Erfahrungen in Dänemark und anderen Ländern ausreicht, um die Tollwut wenigstens vorübergehend zu beseitigen.

3. Österreich

In der Zeit von März 1959 bis April 1966 war das Staatsgebiet der Bundesrepublik Österreich tollwutfrei. Vom 25. 4. 1966 bis zum 30. 6. 1974 wurden vornehmlich die beiden Bundesländer Tirol und Vorarlberg von der Seuche betroffen. Im Jahre 1968 ereigneten sich im Lande Oberösterreich in den Bezirken Umfahr-Umgebung und Rohrbach einige Wildtollwutfälle, die durch Überwechseln tollwütiger Wildtiere aus der benachbarten CSSR erfolgt sein dürften. Im Jahre 1970 wurde im Lande Niederösterreich (Bezirk Hollabrunn) bei einem Jungfuchs Tollwut festgestellt. Es handelt sich um einen Einzelfall, dessen Einwanderung aus der Slowakei für möglich gehalten wird [19].

Tabelle 4. Neuausbrüche nach Gemeinden in Österreich

	1966	1967	1968	1969	1970	1971	1972	1973	1974
Neuausbrüche	9	102	186	90	107	192	75	180	124[a]

[a] Januar bis Juni.

Diese Angaben beziehen sich auf 1205 tollwütige Tiere, und zwar 1145 Wildtiere und 60 Haustiere. Der Fuchs nimmt mit 79 % die beherrschende Stellung ein, dann folgen die übrigen Wildtiere mit 16 % und die Haustiere mit 5 %.

a) Tirol. Die erste Seuchenfeststellung wurde bei einem am 25. 4. 1966 in Hinterhornbach, Bezirk Reutte, geschossenen Fuchs gemacht. Bis zum Jahresende wurde bei weiteren 8 Füchsen Tollwut nachgewiesen. Die Wutkrankheit hat sich im Jahre 1967 im Bezirk Reutte ausgebreitet. Der zweite

Seuchenübertritt von Bayern nach Tirol erfolgte im November im Bezirk Innsbruck-Land. Von da aus drang die Wut in das obere Inntal vor und bewegte sich ost- und westwärts. Im Jahre 1968 wurden die Bezirke Innsbruck-Stadt, Imst, Kufstein und Schwaz, 1970 Landeck und 1974 Kitzbühel betroffen. Die Seuche verläuft den Tälern entlang und hört an den Talabschlüssen auf, ihre Richtung ist südwestwärts gerichtet. Das Fortschreiten im Süden erfolgte im Ötztal im Jahre 1973 bis Sölden.

b) Vorarlberg. Gegen Mitte November 1967 wurde bei einem Fuchs in Mittelberg, Bezirk Bregenz, Tollwut festgestellt. Die Seuche drang 1968/69 entlang der Bregenzer Ache in den Bregenzer Wald vor, 1970 wandte sie sich nach Süden nach den Bezirken Dornbirn und Feldkirch; eine Einwanderung von tollwütigen Wildtieren dorthin von der benachbarten Schweiz wird für wahrscheinlich gehalten, da diese Region eine grüne Grenze mit dem Kanton St. Gallen und mit Liechtenstein hat, die keine natürlichen Hindernisse der Ausbreitung aus dieser Richtung bot [19, 57]. Im Jahre 1970 wurde weiterhin der Bezirk Bludenz betroffen. Auch im kleinen Walsertal ereigneten sich Tollwutfälle.

Die allgemeine Begasung der Fuchsbaue wird von der Veterinärverwaltung für nicht möglich erachtet wegen der Schwerzugänglichkeit der Baue in der Hochgebirgslandschaft und wegen der porösen Beschaffenheit des Gesteins. Gute Ergebnisse glaubt man im Lande Tirol durch die Gewährung von Abschußprämien erzielt zu haben, die in Höhe von 200 Schilling gezahlt werden, wenn die Tierkörper an die Bundesanstalt für Tierseuchenbekämpfung in Mödling eingesandt werden. Die Prämie erhöht sich auf 500 Schilling bei einem tollwutpositiven Ergebnis. In Vorarlberg wird eine Abschußprämie in Höhe von 100 Schilling ausbezahlt, jedoch hat sich die Anzahl der abgeschossenen Füchse und Dachse im Vergleich zur Zeit vorher nicht erhöht [57].

4. Belgien

Belgien ist das zweite Land, in das die Tollwut im Jahre 1966 von der BRD aus übertrat. Der erste Fall wurde am 26. 9. 1966 bei einem getöteten Fuchs in Manderfeld (Provinz Liége, Kanton St. Vith) festgestellt. Der Ort liegt ca. 4 km von der deutschen Grenze (Kreis Schleiden) entfernt. Als zweite Eintrittspforte gilt Wardin (Bastogne) an der nordöstlichen Grenze zwischen Belgien und Luxemburg. Im Jahre 1966 wurde nur die Provinz Liége betroffen. Im Jahre 1967 waren die Provinzen Liége und Luxemburg, 1968 außerdem noch die Provinzen Namur und Ostflandern befallen. In diesen 4 Provinzen ist die Tollwut bisher stehengeblieben.

Das eigentliche Seuchengebiet beschränkt sich auf die drei erstgenannten Provinzen. Die Seuche hat die Maas nicht überschritten. Sie bewegte sich ungefähr 20—25 km jährlich in zunächst westlicher und dann südlicher Richtung. Das Seuchengebiet nimmt einen Raum von 6800 km² ein [13].

Tabelle 5. Neuausbrüche nach Gemeinden in 5 Provinzen Belgiens

	1966	1967	1968	1969	1970	1971	1972	1973	1974[a]
Neuausbrüche									
1 Lüttich/Liége	12	82	24	–	–	–	–	–	18[a]
2 Luxemburg	–	44	87	35	2	–	–	–	–
3 Namur	–	–	6	23	2	2	2	–	–
4 Ostflandern	–	–	1[b]	1[b]	–	–	–	–	–
5 Brabant	–	–	–	–	1[c]	–	–	–	–

[a] Januar bis Juni.
[b] Zugekauftes Tier von außerhalb.
[c] Illegal eingeführter Hund aus Algerien.

Den gemeldeten Neuausbrüchen liegt eine Zahl von 1026 tollwütigen Tieren zugrunde. Der Fuchs steht mit 67,9 % an der Spitze, andere Wildtiere sind mit 4,3 % und die Haustiere mit 27,8 % (Rind: 21,5 %) beteiligt. Die Seuche hat silvatischen Charakter. Die geringe Verseuchung der Hunde wird der obligatorischen Schutzimpfung zugeschrieben. Zur Verwendung gelangten Totimpfstoffe sowie der Stamm Flury HEP. Zur Verminderung der Fuchspopulation wurden Fuchsbaubegasungen durchgeführt. Das Begasungsgebiet im Zeitraum von 1967—1974 umfaßte 34260 km²; zwischen 1967—1972 wurden 25000 Baue behandelt und 63000 Dosen Zyklon B verwendet. Im Jahre 1973 wurde die Begasung ausgesetzt. Weiterhin wurden Abschußprämien in Höhe von 200 BF pro Fuchs und Dachs gewährt. Auffällig ist, daß nach einer starken Seuchenwelle die Tollwut zum Erliegen kam, jedoch scheint sich im Jahre 1974 wieder ein Ansteigen der Seuchenkurve einzustellen.

5. Luxemburg

Das Großherzogtum ist das dritte Land, in das im Jahre 1966 die Seuche von der BRD aus übertrat. In Luxemburg, dessen Gebiet seit 1908 tollwutfrei war, wurde am 16. 10. 1966 Tollwut bei einem in Schrassig (10 km östlich der Stadt Luxemburg) getötetem und am 29. 10. 1966 bei einem in Bollendorferbrück tot aufgefundenen Fuchs festgestellt. Der letztgenannte Ausbruch ereignete sich unmittelbar an der deutschen Grenze (Kreis Bitburg). Im Dezember wurde dann ebenfalls bei einem Fuchs in Erneschbach (Asselborn) Lyssa nachgewiesen. Die Gemeinde liegt im Nordwesten des Landes und grenzt an Belgien (Ardennen). Es ist anzunehmen, daß die Seuche von dort aus herüberwechselte. Zu weiteren Einwanderungen ist es vermutlich im Südosten (Perl) im Jahre 1969 und im folgenden Jahr im Süden (Rümelingen, Differdingen, Noertzingen, Kayl) gekommen. Von der Seuche betroffen wurde beinahe das ganze Land.

Tabelle 6. Anzahl der befallenen Gemeinden in Luxemburg

	1966	1967	1968	1969	1970	1971	1972	1973	1974[a]
Neuausbrüche	21	289	34	12	9	0	0	10	11[a]

[a] Januar bis Juni.

Bemerkenswert ist, daß die Spitze der Verseuchung im Jahre 1967 liegt, und daß zwischen Dezember 1970 bis August 1973 keine Fälle gemeldet wurden. Träger und Überträger der Tollwut ist mit 69,4 % der Fuchs, andere Wildtiere sind am Tollwutvorkommen mit 9 %, die Haustiere mit 21,6 % beteiligt. Der Anteil des Rindes ist mit 14,9 % sehr groß. Tollwütige Hunde wurden nicht ermittelt. Dieser Erfolg ist sicher der obligatorischen Impfung aller Jagdhunde und der Vaccinierung der Hunde in Grenzgebieten zu verdanken. Gemäß den Empfehlungen der Benelux „Recommandation du Comité de Ministres du 10 Juin 1970 Relative au Transfert du Controle Sanitaire des Chiens et des Chats aux Frontieres Exterieures du Territoire du Benelux M [70] 18" kommen dafür in Frage inaktivierte lebende Vaccinen vom Typ Flury HEP und LEP (für Hunde über 3 Monate) und die Gewebskulturvaccine des ERA-Stammes.

6. Schweiz

Am 3. 3. 1967 wurde der erste Fall von Tollwut bei einem Fuchs in der Nähe von Merishausen im Kanton Schaffhausen festgestellt. Der Herd liegt ca. 5 km zur Grenze mit der BRD. Der benachbarte deutsche Grenzkreis ist Donaueschingen. Von dieser Eintrittsstelle wanderte die Seuche südlich nach dem Kanton Zürich und südöstlich nach dem Kanton Thurgau. Diese Richtungen werden beibehalten, bis 1970/71 die östliche Grenze mit Österreich und Liechtenstein erreicht und überschritten wurde. Die Tollwut bewegte sich südwärts nach Graubünden, dem Rhein und seinen Nebentälern folgend (Landquart, Plessur, Albula, Julia, Hinter-Rhein, Averser Rhein, Vorderrhein). Unter- und Ober-Engadin wurden bisher nicht betroffen. Das Seuchenvorkommen im Kanton Aargau, das sich nur auf die Bezirke Zurzach und Baden erstreckt, steht wahrscheinlich mit dem Vorkommen im Kreis Waldshut in Verbindung, Die Aare wurde nach Westen nicht überschritten. Der Einzelfall in Unterentfelten (Bezirk Aarau) betraf einen infizierten Hund. Das Westufer des Züricher Sees wurde offensichtlich umwandert. Tollwutvorkommen besteht nur auf dem Ostufer des Zuger Sees und auf dem Nordostufer des Vierwaldstätter Sees.

Die Tabelle 7 läßt erkennen, daß die Kantone Zürich und St. Gallen am stärksten betroffen sind, dann folgen Graubünden, Schaffhausen, Thurgau

Tabelle 7. Vorkommen der Tollwut in den einzelnen Kantonen der Schweiz

Nr. im Kartenblatt	Kanton	Zahl der Seuchenfälle im Jahre								
		1967	1968	1969	1970	1971	1972	1973	1974[a]	Summe
1	Schaffhausen	163	141	0	0	1	0	57	35	397
2	Zürich	26	367	162	8	8	17	180	206	974
3	Thurgau	5	57	27	32	43	16	31	49	270
12	Zug	1	0	0	0	0	0	0	28	29
4	St. Gallen		10	115	178	163	106	162	27	761
5	Aargau		5	63	0	0	0	0	2	70
6	Appenzell AR			4	43	21	14	1	0	83
6	Appenzell IR			1	32	33	0	2	0	68
7	Glarus				1	0	51	63	4	119
8	Graubünden		1[c]	1[d]	0	69	274	165	34	544
9	Schwyz						70	104	71	245
10	Uri							5	0	5
11	Bern							1[e]	0	1
13	Luzern								2[b]	2
										3 568

[a] Nur 1. Halbjahr.
[b] Juli.
[c] Schaf im Kanton Zürich infiziert und zur Sommerweide nach Graubünden verbracht.
[d] Alp-Rind, vermutlich im Inkubationsstadium aufgetrieben.
[e] Ausländischer Hund.

und Schwyz. Bemerkenswert ist, daß die zuerst betroffenen Kantone zwischenzeitlich kein oder wenig Seuchenvorkommen aufwiesen, um dann wieder vermehrte Seuchenfälle zu zeigen.

Den Zahlen liegen anteilsmäßig folgende Tierarten zugrunde: Fuchs 80,6 %, andere Wildtiere 12,9 % und Haustiere 6,5 %. An Tollwut erkrankten nur 16 Hunde, weiterhin 65 Katzen und 91 Rinder. Die geringe Beteiligung des Hundes ist auf die obligatorische Schutzimpfung zurückzuführen, die zur Herabsetzung der Gefährdung des Menschen angeordnet wurde. Als Impfstoffe sind zugelassen: Lebende Vaccinen [Stamm Flury LEP und HEP (low and high egg passage), Stamm ERA] und tote Impfstoffe (Typ Semple, Hamsterzellkultur-Vaccine). In Seuchengebieten sollen auch Weidetiere vacciniert werden. Die Vaccination der Katzen wird nicht für möglich gehalten [69]. Deswegen sollen streunende Katzen und jagende Hunde abgeschossen werden. Zur Verminderung der Fuchspopulation haben die Kantone für eine größtmögliche Reduktion des Fuchsbestandes zu sorgen. Die Begasung der Fuchsbaue wird in geeigneten Gebieten angeordnet.

7. Liechtenstein

Das erste Tollwutvorkommen im Fürstentum wurde bei einem Fuchs im November 1970 festgestellt, der bei Mauren-Schaanwald gefunden wurde. Der Fundort ist ca. 1 km von der österreichischen Grenze an der Straße nach Feldkirch gelegen. Im Jahre 1971 kam es in 9 Fällen (7 Füchse, 2 Rinder) zur Seuchenfeststellung, und zwar sowohl im Unterland (nördlicher Landesteil) als auch im Oberland (südlicher Landesteil). Im folgenden Jahr 1972 wurden 4 Seuchenfälle (2 Füchse, 1 Dachs, 1 Reh) nachgewiesen. Seitdem erscheint das Fürstentum tollwutfrei. Die Einschleppung der Seuche könnte sowohl von Österreich als auch von der Schweiz aus erfolgt sein.

8. Frankreich

Am 26. 3. 1968 wurde in Montenach (Moselle) das erste Tollwutvorkommen bei einem Fuchs festgestellt. Der Ort liegt einige Kilometer von der luxemburgischen und saarländischen Grenze entfernt. Bis Ende des Jahres 1968 wurden 67 Gemeinden von der Seuche betroffen. Dieses Seuchengebiet wurde durch die saarländische Grenze im Osten, die Mosel im Westen und Nordwesten sowie die Straße Metz-Forbach im Süden begrenzt. Zur weiteren Einwanderung aus dem Saarland kam es noch 1968 in den Raum Forbach, 1969 von der Pfalz aus in den Raum Bitch und in den Raum Weißenburg (Bas Rhin). Im gleichen Jahr wechselte die Seuche aus Belgien (Provinz Luxemburg) nach den Departements Ardennes, Meuse, Meurthe et Moselle. Im Jahre 1970 wurde das Departement Marne betroffen. Bis einschließlich 1974 wurde Tollwut in 16 Departements festgestellt (s. Tabelle 8). Die jährliche Wanderungsgeschwindigkeit beträgt ungefähr 40 km in westlicher und südwestlicher Richtung. Es wird geschätzt, daß sich die Seuchengrenze 1975 etwa 100 km von Paris und 70 km von Dijon befinden wird [2, 20, 28, 29, 40, 41, 75].

Der Fuchs ist auch in Frankreich der Träger und Überträger des Tollwutvirus; sein Anteil am Vorkommen beträgt 75,44%, die übrigen Wildtiere sind zu 3,76%, die Haustiere zu 20,8% (Rinder: 12,8%) beteiligt. Die Fuchsdichte beträgt ungefähr 3,2 pro 100 ha, liegt also hoch. In Seuchengebieten kann die silvatische Tollwut bei hoher Anfangsempfänglichkeit und Sterblichkeit der Füchse aussterben. Die Fuchspopulation kann sich jedoch in 2—3 Jahren erholen [75].

In der Tabelle 8 sind nicht enthalten 6 Hundetollwutfälle, die sich beim Jahreswechsel 1973/74 in dem Departement Hautes Pyrénées ereigneten [11].

Zur Verminderung der Fuchspopulation wird von der Baubegasung Gebrauch gemacht. Als Begasungsmittel ist nur die Chloropikrinsäure zugelassen. Davon wurden im Winter 1968/69 15000 kg, im Jahre 1969/70 40000 kg verbraucht. Im Jahre 1970/71 wurden in 69 Departements 30000 kg verteilt [75]. Die freiwillige Vaccination der Haustiere erfolgt zu Lasten der

Tabelle 8. Tollwutfälle in den Departements zwischen 26. 3. 1968 bis 30. 6. 1974.
(Nach Bulletin epidemiologique mensul du Centre d'Etudes sur la Rage, Nancy)

Nr. im Kartenblatt	Departement	Erstbefall	Seuchenfälle nach Tierarten			
			Füchse	Andere Wildtiere	Haustiere	Summe
57	Moselle	1968	225	12	184	421
08	Ardennes	1969	180	4	183	365
55	Meuse	1969	546	29	384	959
54	Meurthe et Moselle	1969	583	18	242	843
67	Bas Rhin	1969	325	27	41	393
51	Marne	1970	149	7	36	192
88	Vosges	1971	1257	68	101	1426
68	Haut Rhin	1971	176	21	16	213
70	Haute Saone	1972	165	10	10	185
52	Haute Marne	1972	784	39	103	926
02	Aisne	1972	71	1	9	81
21	Cote d'Or	1973	114	0	3	117
10	Aube	1973	216	3	12	231
90	T. de Belfort	1974	2	0	0	2
25	Doubs	1974	1	0	0	1
60	Oise	1974	1	0	0	1
Summe			4795	239	1324	6356

Besitzer. Es sind nur inaktivierte Vaccine zugelassen. In dem Zeitraum zwischen 1970—1973 hat sich die Zahl der vorbeugenden Impfungen bei Haustieren stark erhöht, besonders bei Rindern. Im Jahre 1970 wurde das „Centre d'Etudes sur la Rage" in Nancy gegründet [29].

9. Dänemark

Das Tollwutvorkommen war bisher auf Südjütland beschränkt. Es war zum Teil vom Seuchenstand in Schleswig-Holstein abhängig. Dort rückte die Seuche in vierjährigen Perioden vom Süden des Landes nach Norden vor, wobei 1964 und 1968 die deutsch-dänische Grenze überschritten wurde [32]. Danach trat dieser Rhythmus nicht mehr in Erscheinung.

Im Februar 1964 wurde Tollwut bei Füchsen in Grenznähe festgestellt. Die Seuche kam aus dem Kreise Flensburg und breitete sich bis nördlich von Apenrade aus. Bis Ende des Jahres 1965 ereigneten sich 83 Tollwutfälle (63 Füchse, 4 Rehe, 1 Marder, 7 Katzen, 5 Rinder, 3 Schafe). Obwohl Tollwut bei Hunden nicht festgestellt wurde, erfolgte die obligatorische Impfung der Hunde mit dem Stamm Flury LEP. Es wurden 18 000 Hunde geimpft. Außerdem wurde die Verminderung der Fuchspopulation in die Wege geleitet durch Begasung der Fuchs- und Dachsbaue in einer Tiefe von etwa 35 km von der Grenze entfernt und durch verschärfte Bejagung der Füchse bis 70 km nördlich der Grenze. Abschußprämien von 50 Kronen wurden gewährt. Trotzdem ereigneten sich im Dezember 1968 Tollwutfälle an der Westküste von Südjütland im Raume Tondern-Bredebro; die Seuche wanderte nordwärts bis in die Umgebung von Rodding. Die Straße von Esberg nach Kolding wurde nur in 2 Fällen überschritten. Unabhängig von diesem Ausbruch wurden einige tollwütige Füchse in Grenznähe festgestellt. Vom Dezember 1968 bis November 1970 erwiesen sich 155 Tiere als tollwuterkrankt, und zwar 123 Füchse, 6 Marder, 2 Rehe, 5 Katzen, 1 Hund (nicht vacciniert), 10 Rinder, 6 Schafe, 1 Schwein und 1 Pferd. Der Fuchs ist mit 79,3 % der Hauptvirusträger.

Als Bekämpfungsmaßnahme wurde diesmal ausschließlich die Fuchsbaubegasung verwendet, deren Einsatzgrenzen zwischen 1968 bis 1970 viermal nach Norden verschoben wurden. Der nördlichste Verlauf liegt auf der Höhe von Varde-Vejle. Die Begasung der Fuchsbaue führte zur Tilgung der silvatischen Tollwut in Dänemark. Seit November 1970 ist kein Seuchenfall mehr festgestellt worden. Die relative Fuchsdichte wurde von ungefähr 1—1,4 Füchsen pro 100 ha auf 0,1—0,2 Füchse je km² reduziert [39, 82]. Kein Seuchenvorkommen besteht auf den Färöer-Inseln.

Grönland. Da die Insel seit 1953 den Rang einer dänischen Provinz hat, ist die Darstellung der Seuchensituation an dieser Stelle berechtigt. Tollwut wurde in Grönland in den fünfziger Jahren als Erkrankung der Wölfe und Schlittenhunde erkannt. Seit 1964 wird über das Vorkommen enzootischer Tollwut bei Eis-Polarfüchsen (Alopex lagopus) berichtet; Schlittenhunde wurden nicht betroffen. Im Sommer 1966 ereignete sich ein starker Seuchenausbruch bei Polarfüchsen und Rentieren; dabei wurden auch nicht vaccinierte Hunde erfaßt. Die Seuche hält weiterhin an. In den Jahren 1964/65 gelang der Tollwutnachweis bei 22 Füchsen, 4 Hunden, 6 Schafen und 2 Pferden. Das Seuchengebiet befindet sich an der Westküste und im Süden der Insel (Upernivik, Disko-Insel, Julianehaab, Narsarssuak) [19, 83].

II. Die tollwutfreien Länder von West- und Nordeuropa

1. Niederlande

Das Land ist bisher tollwutfrei geblieben. Seit 1954 werden die Füchse, die im Grenzgebiet in einer Breite von 10 km getötet werden, auf Tollwut untersucht. Es wird eine Abschußprämie von 15 Gulden bezahlt [77]. Der Grenzverkehr von Tieren innerhalb der Benelux-Staaten wird durch die bereits genannten Empfehlungen der Benelux M [70] 18 geregelt.

2. Iberische Halbinsel

Spanien ist seit 1960 tollwutfrei, nachdem die bei Hunden bestehende Verseuchung durch Massenvaccinierung der Hunde im Laufe von 10 Jahren vermindert wurde. Die jährlichen Impfungen belaufen sich zwischen 680 000 bis 840 000 [18].

Auch *Portugal* und *Gibraltar* melden keine Seuchenvorkommen.

3. Großbritannien

Das Land ist seit 1922 seuchenfrei. Gelegentlich wird Tollwut bei eingeführten Tieren in Quarantänestationen, in denen sie 6 Monate lang beobachtet werden, festgestellt. Im Jahre 1970 erkrankte eine aus Pakistan eingeführte Hündin ca. 3 Monate nach Beendigung der vorgeschriebenen Beobachtungszeit, ohne daß es zu einer Weiterverbreitung kam [63].

4. Irland

In Irland ist seit beinahe 70 Jahren kein Tollwutfall festgestellt worden.

5. Skandinavische Länder
(Norwegen, Schweden, Finnland)

Die Skandinavische Halbinsel weist kein Tollwutvorkommen auf. Island ist ebenfalls frei von Tollwut.

III. Vorkommen silvatischer Tollwut in Ländern mit früher vorhandener urbaner Seuche

In Polen, Ungarn und in der Tschechoslowakei herrschte nach dem Zweiten Weltkrieg Haustiertollwut mit dem Hund als Hauptvirusträger. Um die Gefährdung des Menschen zu verhindern, wurde in diesen Ländern die Hundepopulation über längere Zeit der Zwangsimpfung unterzogen. Daraufhin nahmen die Tollwutfälle bei Hund und Mensch erheblich ab.

1. Polen

Im Jahre 1948 ereigneten sich in Polen 3 665 Tollwutfälle bei Haustieren und nur 5 bei Wildtieren. Seitdem wurden alle über 2 Monate alten Hunde vacciniert. Durch die Impfung sank die Zahl der Haustiertollwutfälle erheblich ab. Seit 1957 ist ein Anstieg der Wildtiertollwut besonders in den neuen Westgebieten festzustellen. Das Tollwutvirus soll in dem polnischen Wildtierkreis dadurch Eingang gefunden haben, daß infizierte Wildtiere aus der DDR hinübergewechselt sind [44b]. Die Wanderung der Seuche nach Osten wird neuerdings hervorgehoben [87]. Im Jahr 1970 war das ganze Land mit Ausnahme der Wojewodschaft Lodz betroffen. Folgende Schwerpunkte traten in Erscheinung:

Krakow	92 Fälle	Poznan	49 Fälle	Rzeszow	43 Fälle
Wroclaw	55 Fälle	Kielce	46 Fälle	Olesztyn	40 Fälle
				Szezecin	39 Fälle

Tabelle 9. Neuausbrüche nach Gemeinden in Polen

	1966	1967	1968	1969	1970	1971	1972	1973	1974[a]
Neuausbrüche	66	98	511	341	497	1283	1926	1103	670

[a] Nur 1. Halbjahr.

Diesen Neuausbrüchen liegen die nachstehenden Tierzahlen zugrunde, die leider nicht vollständig sind.

Tabelle 10. Seuchenfälle in Polen im Zeitraum 1966–1971. (Nach Mol)

Jahr	Hund	Katze	Andere Haustiere	Fuchs	Andere Wildtiere	Summe
1966	38	32	21	42 (29,3%)	10	143
1967	55	43	60	133 (43,1%)	17	308
1968	75	91	42	277 (52,3%)	44	529
1969	66	67	31	157 (44,3%)	33	354
1970	64	70	31	313 (59,5%)	52	530
1971[a]	55	77	28	452 (70,6%)	28	640

[a] Nur 1. Halbjahr.

Die Seuchenzunahme ist seit dem Jahre 1971 sehr stark.

Für 1974 sind ca. 1100 Neuausbrüche zu erwarten. Die Jahreskurve zeigt die Frühjahrsspitze im März/April; die Spätjahreserhebung im Oktober. Der Tollwutcyclus beginnt sich einzuspielen. Aus Tabelle 10 geht hervor, daß die Seuche in Polen in den letzten Jahren einen silvatischen Charakter angenommen hat, es wurden in 1355 bekanntgewordenen Seuchenherden 895 infizierte Wildtiere festgestellt, d.h. 66,05% aller Tollwutfälle.

2. Ungarn

Die Abnahme der Tollwutzahlen bei Haustieren wird auf die seit 1926 durchgeführten jährlichen Impfungen aller über 3 Monate alten Hunde zurückgeführt. Die noch auftretenden Tollwutfälle ereigneten sich an der Grenze zur Tschechoslowakei und zu Rumänien. Seit 1954 ist jedoch ein Anstieg des Tollwutvorkommens festzustellen. Gleichzeitig hat sich der epizootische Charakter der Seuche geändert. In 2 Gebirgsdistrikten (Borsod, Heves), in Grenznähe nach der Slowakei gelegen, wurde in dem Zeitraum zwischen 1954 bis 1961 bei 140 Tieren (66 Haustiere, 74 Wildtiere) Tollwut festgestellt [36]. Im Jahre 1967 wanderte die Seuche südwärts, erreichte das Komitat Pest und griff gegen Ende des Jahres auf zwei Komitate westwärts

— jenseits der Donau — über. Im folgenden Jahr 1962 wurden 2 weitere benachbarte Komitate und 3 Komitate an der rumänischen und jugoslawischen Grenze betroffen. Im Jahre 1970 wurde in 14 von insgesamt 19 Komitaten Tollwut festgestellt [30].

Tabelle 11. Neuausbrüche nach Gemeinden in Ungarn

	1966	1967	1968	1969	1970	1971	1972	1973	1974[a]
Neuausbrüche	16	212	788	188	152	529	871	286	189

[a] Nur 1. Halbjahr.

Die Beteiligung der einzelnen Tierarten ist in Tabelle 12 zusammengestellt.

Tabelle 12. Zahl der Seuchenfälle in Ungarn nach Tierarten im Zeitraum 1966–1970. (Nach Kadar [30])

Jahr	Hund	Katze	Andere Haustiere	Fuchs	Andere Wildtiere	Summe
1966	1	7	0	7	1	16
1967	9	24	10	155	8	206
1968	27	40	19	701	17	804
1969	11	17	1	157	2	188
1970	8	2	3	167	1	181
Zusammen	56	90	33	1187 (85,09%)	29	1395

Der Fuchs ist auch in Ungarn Seuchenträger geworden. Wie im Zeitraum von 1954 bis 1961 zeichnet sich auch jetzt eine Periode von 4 Jahren ab. Die Jahresspitze liegt im März. Seit 1967 wird die Begasung der Fuchsbaue jährlich einmal durchgeführt. Die Vaccination der Hunde wird beibehalten.

3. Tschechoslowakei

Man kann darüber streiten, ob der Tollwutstand in diesem Lande hier oder besser am Ende des Abschnittes I dargestellt werden sollte, weil bereits im Jahre 1948 von den gemeldeten 146 tollwütigen Tieren 107 Füchse waren. Die Hundepopulation wurde ab 1948 zwangsgeimpft. Während sich der Anteil der Hunde an den Seuchenfällen verringerte, nahm die Ausbreitung der Wildseuche zu. Ab März 1951 wurde ein Übergreifen der Tollwut durch Füchse nach Niederbayern und Oberpfalz festgestellt [58]. Im Berichtszeitraum kam die Seuche im ganzen Lande vor, in der Slowakei mehr als in Böhmen und Mähren [42].

Tabelle 13. Neuausbrüche nach Gemeinden in der Tschechoslowakei

	1966	1967	1968[b]	1969	1970	1971	1972	1973	1974[a]
Neuausbrüche	101[c]	264	477	241	316	366	493	283	269

[a] Nur 1. Halbjahr.
[b] Nur 9 Monate.
[c] Unvollständig.

Die Jahre 1968 und 1972 zeigen erhöhte Seuchenzahlen. Der Fuchs ist der Träger und Überträger der Seuche. Kral [38] errechnet für den Zeitraum 1967 bis 1970 einen Durchschnittsanteil von 89,8%; im Jahre 1973 betrug sein Prozentgehalt 77,02. Die Frühjahrsspitze im Jahresablauf liegt im allgemeinen in den Monaten März und April, einmal lag sie im Mai. Die Erholung der Fuchsbevölkerung innerhalb von 3 Jahren deutet sich an. Zur Reduzierung des Tollwutträgers hat man auch an die Begasung der Fuchsbaue gedacht, jedoch erlaubt das Jagdgesetz keine solche Maßnahme [38].

IV. Länder mit urbaner Tollwut und regionalem silvatischem Seuchenvorkommen

1. Jugoslawien

Bis 1947 war Jugoslawien eines der am höchsten verseuchten Länder Europas. Tollwutträger und Überträger war der Hund. Deswegen wurde seit 1946 die vorbeugende Vaccinierung der Hunde durchgeführt. Im Zeitraum von 1946—1953 wurden rund 20 Millionen Hunde vacciniert, seit 1954 800000—1000000 pro Jahr. Von 1948 an wurde der Impfstoff nach Hempt, in letzter Zeit die Flury LEP-Vaccine verwendet. Daneben wird die Ausmerzung aller herrenlosen Hunde durchgeführt. Es wurden dadurch 6—7% der Hundepopulation beseitigt. Diese Bekämpfungsmaßnahmen haben sich günstig ausgewirkt. Die Zahl tierischer Tollwutfälle ging bis auf wenige zurück, die sich in Grenznähe ereigneten. Die Anzahl der Todesfälle beim Menschen verringerte sich von 73 im Jahre 1947 bis auf 2 im Jahre 1964. Im Zeitraum zwischen 1965—1970 ereigneten sich keine Todesfälle beim Menschen.

Tollwut beim Fuchs ist 1952/53 und 1962/63 in den nördlichen Landesteilen beobachtet worden. Im Jahre 1972 ereigneten sich wieder Fälle in der Vojvodina, 1973 in diesem Landesteil sowie in Slowenien. Urbane Tollwut bestand in folgenden Landesteilen: Mazedonien, Bosnien und Herzegowina, Kosovo und Serbien. Die Einschleppung der silvatischen Tollwut wird aus Ungarn und Rumänien vermutet. Die Reduzierung der Füchse wird durch jagdliche Mittel angestrebt, die Begasung von Fuchsbauen ist nicht erlaubt [49].

Im Berichtszeitraum wurden die folgenden Neuausbrüche gemeldet:

Tabelle 14. Neuausbrüche nach Gemeinden in Jugoslawien

	1967	1968	1969	1970	1971	1972	1973
Neuausbrüche	3	4	2	12	13	27	34

In den letzten 4 Jahren von 1971—1974 wurden bei Neuausbrüchen 298 tollwütige Tiere festgestellt, die sich auf folgende Tierarten verteilten:

Haustiere:

Hund: 145   Schwein: 16
Katze: 3   andere: 19
Rind: 50

Wildtiere:

Fuchs: 59
Wolf: 3

Im gleichen Zeitraum wurden 14 Menschen infiziert und starben.

2. Rumänien

Tollwut war früher sehr stark im Lande verbreitet. Bis zum Jahre 1944 wurden im Jahresdurchschnitt 265 menschliche Todesfälle gemeldet. Als danach eine systematische Tollwutbekämpfung (vorbeugende Impfung der Hunde, Reduzierung der Hundepopulation) durchgeführt wurde, verminderte sich das Tollwutvorkommen erheblich. Während im Jahre 1950 noch 1300 Ausbrüche bei Hunden gemeldet wurden, waren es im Jahre 1961 nur 161. Im Jahre 1958 wurden 1,3 Millionen Hunde immunisiert.

Bis 1960 blieb der Hund der einzige Virusträger, seitdem ist der Rotfuchs [72, 87] mit ca. 30% beteiligt. Im Zeitraum von 1960—1970 ereigneten sich Tollwutfälle beim Fuchs im Nordosten des Landes (Bezirke Suceava und Botosani), an der Westgrenze nach Ungarn (Bezirke Bihor und Arad), sowie im Südwesten (Bezirk Timis) an der jugoslawischen Grenze (Vojvodina). Nach der Statistik von Stirbu u.a. [72], die 574 untersuchte Fälle zwischen 1960 und 1970 umfaßt, ist der Hund mit 45,9% (24,2% in der Hauptstadt), andere Haustiere mit 18,4%, der Fuchs mit 29,9%, andere Wildtiere mit 5,9% am Tollwutvorkommen beteiligt.

Das Tollwutvorkommen zeigt in Rumänien eine steigende Tendenz. Das Jahr 1974 scheint sich zu einem Spitzenjahr zu entwickeln (siehe Tabelle 15). Die im Jahre 1967 gemeldeten 3 menschlichen Todesfälle wurden durch Fuchsbisse hervorgerufen.

Tabelle 15. Neuausbrüche nach Gemeinden in Rumämen

	1967	1968	1969	1970	1971	1972	1973	1974[a]
Neuausbrüche	21	39	35	49	30	28	59	76

[a] Nur 1. Halbjahr.

3. Sowjetunion (europäischer Teil)

Nach dem Bericht der Generaldirektion des Ministers für Landwirtschaft vom Jahre 1972 [53] hat sich die urbane Tollwut infolge der umfangreichen Immunisierung der Hundepopulation erheblich vermindert. Jedes Jahr werden ca. 5 Millionen Hunde mit einer lyophilisierten Phenolvaccine geimpft [37]. Als nicht gelöst wird die Bekämpfung der silvatischen Tollwut angesehen, die sich seit 12—15 Jahren bemerkbar macht. In dem Zeitraum zwischen 1958 und 1971 ist der Anteil des Hundes am Tollwutvorkommen von 82,8 % auf 39,6 % gefallen; dafür ist der Anteil des Fuchses von 7,0 % auf 37,9 %, der der Katze von 6,6 % auf 20,7 % und der Anteil des Marderhundes (Jenot) von 0,4 % auf 1,9 % gestiegen. Diese Entwicklung ist für die europäischen Unionsrepubliken in Tabelle 16 zusammengefaßt.

Epizootisches Vorkommen von Tollwut wurde aus der Litauischen und der Lettischen SSR bei Fuchs und Marderhund gemeldet [86]. Im Jahre 1968 wurde die Estnische SSR betroffen. Über silvatische Tollwut unter Füchsen

Tabelle 16. Tollwut in einigen Unionsrepubliken nach Tierarten in zwei Zeiträumen [63a]

Republik	Haustiere			
	Hund		Katze	
	1960/63	1964/71	1960/63	1964/71
Russische Föderative SSR	83,3 %	53,0 %	6,8 %	10,1 %
Ukrainische SSR	69,5 %	16,0 %	19,8 %	27,0 %
Bjelorussische SSR	100 %	50,0 %	—	16,0 %
Moldauische SSR	71,5 %	22,2 %	28,5 %	16,6 %
	Wildtiere			
	Fuchs		Marderhund	
Russische Föderative SSR	7,2 %	32,0 %	0,35 %	—
Ukrainische SSR	6,4 %	45,7 %	1,6 %	5,6 %
Bjelorussische SSR	—	33,0 %	—	—
Moldauische SSR	—	61,1 %	—	—

wird aus Transkaukasien und Zentralasien berichtet, z.B. aus Kasachstan (Fuchs: 30,8%, Wolf: 17,9%) und aus Armenien (Fuchs: 83,4%).

Der Umfang des Vorkommens in der Sowjetunion ist in Tabelle 17 zusammengestellt, die seit 1970 eine steigende Tendenz mit einem Gipfel im März zeigt.

Tabelle 17. Neuausbrüche nach Gemeinden in der Sowjetunion

	1967	1968	1969	1970	1971	1972	1973	1974[a]
Neuausbrüche	996	935	976	1042	1533	1461	1619	916

[a] Nur 1. Halbjahr.

Im Jahre 1972 (11 Monate) waren 32%, im Jahre 1973 (10 Monate) 46% der Fälle im europäischen Teil zu verzeichnen, davon fielen etwa $^3/_4$ der Fälle auf die Ukraine (Tabelle 18).

Tabelle 18. Tollwut im europäischen Teil der Sowjetunion

	1972	1973
Ukrainische SSR	315 (72%)	462 (72%)
Bjelo-(Weiß)russische SSR	35 (8%)	29 (4,6%)
Litauische SSR	35 (8%)	62 (9,7%)
Moldauische SSR	15 (3,5%)	35 (6,5%)
Lettische SSR	34 (7,6%)	37 (0,4%)
Estnische SSR	3 (0,7%)	2 (0,4%)

4. Italien

Aus Italien wird gegenwärtig nur ein sehr geringes Vorkommen von urbaner Tollwut gemeldet. Der neueste Stand ergibt sich aus Tabelle 19.

Diesen Fällen liegen 57 Hunde, 2 Katzen, 2 Rinder und eine andere Tierart zugrunde [51]. Silvatische Tollwut trat zweimal in Sizilien auf, 1962

Tabelle 19. Verteilung der Fälle nach Provinzen im Zeitraum 1971–1973

Provinz	Gemeldete Fälle		
	1971	1972	1973
Roma	1	–	–
Napoli	8	–	–
Reggio Calabria	3	47	3
Summe	12	47	3

in der Provinz Messina und 1968 in der Provinz Palermo. Beide Male wurden Füchse als Überträger ermittelt. Beide Enzootien sind angeblich erloschen [1, 67].

Man hofft, daß die Alpen das Vordringen der silvatischen Tollwut von Österreich aus verhindert. Als mögliche Eintrittspforte wird die obere Etsch (Reschenpaß) erwartet [52].

V. Urbane Tollwut

1. Albanien

Vereinzelte Fälle bei Haustieren (Hund und Rind) gelangten zur Beobachtung.

2. Bulgarien

Im Zeitraum zwischen 1945—1954 starben 10517 Tiere an Tollwut. Davon waren 79% Hunde, in erheblichem Umfang streunende. Letztere wurden seit 1944 vermindert. Zusätzlich wurden zwischen 1949 und 1955 2,1 Millionen Hunde obligatorisch mit einer ungarischen Vaccine geimpft. Die Folge davon war ein starker Abfall der Tollwut [13a, 45]. Von 1959 bis 1961 war das Land tollwutfrei. Seitdem wechselt geringes Vorkommen in Grenznähe mit Tollwutfreiheit ab.

Die Tollwut verlief beim Hund meist als stille Wut mit nicht selten atypischen Symptomen.

Tabelle 20. Seuchenstand in Bulgarien im Zeitraum 1967—1974

	1967	1968	1969	1970	1971	1972	1973	1974[a]
Neuausbrüche	47	1	1	1	1	10	0	1

[a] Nur 1. Halbjahr.

3. Griechenland

Mit Ausnahme der griechischen Inseln ist die Seuche über das ganze Land verbreitet. Das Vorkommen verringerte sich ebenso wie das Gebiet, in dem sich die Fälle ereigneten, besonders im Norden. Die Entwicklung ergibt sich aus der Tabelle 21.

Tabelle 21. Neuausbrüche nach Gemeinden in Griechenland

	1967	1968	1969	1970	1971	1972	1973	1974[a]
Neuausbrüche	247	111	110	69	48	30	41	22

[a] Nur 1. Halbjahr.

Den im Jahre 1970 registrierten Fällen liegen 47 Hunde, 2 Katzen, 9 Rinder, 4 Schafe, 7 Ziegen, 4 Schweine und 3 Pferde zugrunde. Der Hund stellt den Hauptüberträger der Seuche dar, Wildtiere werden als Virusreservoir vermutet [14, 68].

VI. Tollwutfreie Länder im Mittelmeerraum

Von Tollwut verschont blieben die Inselstaaten Malta und Cypern [84, 50]. Ob es in Cypern nach den Kriegswirren dabei bleibt, erscheint fraglich.

C. Tollwut beim Menschen

Wie schon im Abschnitt A I erörtert wurde, ist die Empfänglichkeit des Menschen für das Tollwutvirus gering. Im allgemeinen liegt die Letalität bei den von einem tollwütigen Tier gebissenen unbehandelten Personen bei 15% [44a]. Bedeutungsvoll für das Haften der Infektion ist die Virulenz und die Menge des Virus im Speichel sowie die Ausdehnung der Bißverletzung. Nach den Mitteilungen der WHO [84] und nach einzelnen Berichten [30, 89] starben im Zeitraum zwischen 1966—1973 in Europa (ohne Sowjetunion und Türkei) 38 Personen, und zwar in folgenden Ländern:

Bundesrepublik Deutschland	1	Polen	11 (davon 6 von Füchsen gebissen)
Griechenland	2	Rumänien	7 (davon 3 von Füchsen gebissen)
Jugoslawien	14	Ungarn	1 (davon 1 vom Fuchs gebissen)
CSSR	2		

Der Fuchs ist als Überträger der Tollwut auf den Menschen zu 26,3% beteiligt. Sein Anteil als Überträger muß gegenüber anderen Tierarten geringer sein, weil er zahlenmäßig im Vergleich zu Hund und Katze zurücktritt. In der BRD wird die Zahl der Füchse auf ca. 800000, die der Hunde auf 2 Millionen, die der Katzen auf rund 3,3 Millionen geschätzt. Die Expositionsmöglichkeit des Menschen muß infolgedessen gegenüber dem Fuchs geringer sein. Dazu kommt, daß nur ein geringer Teil der menschlichen Bevölkerung Kontakt mit dem Walde hat. Damit ist die Auffassung von Krumbiegel [38a] widerlegt, daß zwischen „der ‚seltenen' Tollwut des Menschen und dem Fuchs kein aktenkundiger Zusammenhang" bestehen soll.

Keine menschlichen Verluste durch eine Infektion mit dem Tollwutvirus gab es bisher in den folgenden Ländern: Belgien, Bulgarien, Dänemark, Frankreich, Italien, Luxemburg, Österreich und Schweiz.

Für das Jahr 1974 liegt noch keine Zusammenstellung über Todesfälle beim Menschen vor. In der Bundesrepublik Deutschland starben 1974

3 Personen an Tollwut (Bayern 2, Nordrhein-Westfalen 1), die durch einen Hund, eine Katze und einen Fuchs verletzt wurden. Damit erhöhte sich die Anzahl der menschlichen Letalfälle zwischen 1951 und 1974 in der Bundesrepublik auf 8, von denen 5 durch Hunde-, 2 durch Fuchs- und 1 Fall durch Katzenbisse hervorgerufen wurden.

Auf Grund der Jahresübersichten der WHO [84] läßt sich das Ausmaß der menschlichen Tollwut und ihre Prophylaxe darstellen (s. Tabelle 22).

Tabelle 22. Todesfälle, Vaccinebehandlungen und postvaccinale Schäden beim Menschen 1966–1973

Jahr	Todesfälle, behandelte und unbehandelte Fälle	Vaccine-behandlungen	Postvaccinale Schäden
1966	523	1 420 390	52
1967	647	567 292	124
1968	515	674 441	42
1969	331	544 253	62
1970	698	382 517	58
1971	789	935 747	42
1972	873	610 338	40
1973	416	547 680	40
Summe	4 792	5 682 658	460

Die Anzahl der Todesfälle erscheint im Verhältnis zur Zahl der vaccinierten Personen gering, selbst wenn berücksichtigt wird, daß die Meldungen unvollständig sind. Es wurden pro Jahr von 130 Anfragen nur ca. 75% beantwortet.

Auf 12 310 Impflinge ereignete sich ein postvaccinaler Schaden.

Im Jahre 1973 wurden in 42 Ländern tierische Impfstoffe, in 47 von 97 Ländern humane Vaccinen hergestellt [84]. Das hat zur Folge, daß eine Reihe von unterschiedlichen Impfstofftypen produziert werden. In Europa — die Angaben stammen aus 15 Ländern — werden beim Menschen in $2/3$ der Länder inaktivierte Gehirngewebe-Vaccinen (Hempt-Typ: 5mal, Semple-Typ: 3mal, Fermi-Typ: 2mal) verwendet. Vaccinen von Tiersäuglingen unter 9 Tagen (Maus, Kaninchen), inaktiviert durch ultraviolettes Licht oder Beta-Propiolakton, finden in 3 Ländern (Belgien, Frankreich, Niederlande), der Entenembryonen-Impfstoff in 2 Ländern (Dänemark, Schweiz) Verwendung; sie enthalten keine oder verminderte paralytische Faktoren [85].

In Frankreich und Amerika werden gegenwärtig Prüfungen mit einer hochkonzentrierten, gereinigten Gewebekulturvaccine durchgeführt, die von

Wiktor am Wistar-Institut in Philadelphia entwickelt wurde; sie verspricht, bei nur 3—4 Impfungen einen genügend hohen Antikörper-Titer ohne Risiko zu erreichen. Eine Gruppe von Forschern des Pasteur-Instituts in Paris beabsichtigt, mit einer Technik zur Herstellung von Vaccinen einen Impfstoff zu entwickeln, dessen Immunwirkung das 30000fache der bisher üblichen Tollwutvaccinen betragen soll (Euromed 1974, H. 16).

D. Ausblick

In den meisten Ländern Europas ist gegenwärtig die silvatische Form der Tollwut anstelle der urbanen Form getreten. Die Epizootie der silvatischen Tollwut zeigt in Europa ein anderes Verhalten als die urbane Form. Im Gegensatz zur springenden urbanen Form schiebt sich die silvatische Tollwut in einer bestimmten Richtung in breiter Front seit 3 Jahrzehnten von Ost nach West vor, bildet geschlossene Seuchengebiete, die sich wieder in tollwutfreie Zonen umwandeln können. Diese Entwicklung ist noch nicht zu Ende. In Westeuropa ist ein weiteres Vordringen westwärts, in Südeuropa südwärts und in Osteuropa ostwärts zu erwarten.

Für die Erhaltung des Erregers in der Natur sind nur solche Tierarten bedeutungsvoll, bei denen das Virus von Tier zu Tier weiter übertragen wird, wie es bei vielen Fleischfresserarten und auch bei Fledermäusen festzustellen ist. Der nachgewiesene hohe Anteil des Fuchses an der gegenwärtigen Tollwutverbreitung in Europa zeigt die Bedeutung dieser Wildtierart für die Aufrechterhaltung der silvatischen Form der Tollwut in fast allen europäischen Ländern (Tabelle 23). Die Rolle der Kleinnager in der Epizootologie der Tollwut ist nach den neueren Untersuchungen wieder zweifelhaft geworden. Sollte sich die latente Infektion der Muriden allgemein bestätigen, würden diese Virusträger ein Virusreservoir darstellen, aus dem die Weiterverbreitung der Seuche durch den Rotfuchs erfolgt.

Maßnahmen gegen Seuchenüberträger sind in der Seuchenbekämpfung üblich und vertretbar. Da die Ausbreitung der silvatischen Tollwut durch eine Überbevölkerung der Füchse gefördert wird, deren Regulierung mit jagdlichen Mitteln bisher nicht gelang, haben eine Reihe von europäischen Ländern die Begasung von Fuchsbauen zur Verminderung der Fuchspopulation angewendet. Es ist nicht beabsichtigt, die „Ausrottung" des Fuchses mit dieser Maßnahme zu erreichen, wie es von bestimmter Seite mit dem unvermeidlichen Rhythmus der Wiederholung längst bekannter Standpunkte ohne exakte Beweisführung behauptet wird. Durch den Entscheid des I. Senates des Bundesverwaltungsgerichtes vom 19. 3. 1974 wurde zwar festgestellt, daß § 15 der Tollwut-Verordnung vom 13. 3. 1970 wegen Überschreitung der bundesgesetzlichen Ermächtigung nichtig sei, jedoch hat der Senat nicht die Frage geprüft, „ob die Begasung von Fuchsbauen ein recht-

Tabelle 23. Anteil der Tierarten an den Neuausbrüchen in den einzelnen europäischen Ländern

	Füchse %	Andere Wildtiere %	Haustiere %
BRD	69,0	11,5	18,5
DDR[a]	75,3	8,5	16,2
Österreich	79	16	5,0
Belgien	67,9	4,3	27,8 (davon Rinder: 21,5)
Luxemburg	69,4	9	21,6 (davon Rinder: 14,9)
Schweiz	80,6	12,9	6,5
Frankreich	75,39	3,79	20,82 (davon Rinder: 12,8)
Dänemark	79,3	5,2	15,5
Polen[b]	70,6	4,4	25,0
Ungarn[c]	85,09	2,08	12,83
CSSR[a]	77,02	5,22	17,76

Anmerkung: Die Prozentangaben sind Durchschnittswerte, bezogen auf die in den Tabellen der einzelnen Länder angegebenen Zeiträume mit Ausnahme von [a] 1973, [b] 1971, [c] 1966—1970.

lich zulässiges und tatsächlich geeignetes Mittel zur Tötung von Füchsen darstellt" (II 1 c der Urteilsbegründung). Diese Prüfung müßte eindeutig ausfallen, da bei der urbanen Tollwut schon früher (Rd.Erl. des Reichsministers des Innern vom 28. 3. 1941) und auch jetzt die Verminderung der Hunde, besonders der streunenden, als geeignete Kontrollmaßnahme der Tollwut (85, Z.11.2.2) sowie die Begasung der Fuchsbaue in anderen europäischen Ländern (Belgien, Dänemark, DDR, Frankreich, Schweiz, Ungarn) als rechtlich unbedenklich und zulässig angesehen wird. Diese Maßnahmen erscheinen erforderlich, um weitere Todesfälle beim Menschen zu vermeiden.

Abgeschlossen im November 1974.

Für die Unterstützung bei der Beschaffung von Informationen danke ich folgenden Herren:

Andral (Nancy)
Ballarini (Parma)
Bögel (Genf)
Depierreux (Brüssel)
Eckerskorn (Bonn)
Grausgruber (Mödling)
Haas (Luxemburg)

Matouch (Vratislavice)
Nabholz (Genf)
Petrović (Novi Sad)
Toma (Alfort)
Vermeulen ('s-Gravenhage)
Wachendörfer (Frankfurt a. M.)
Zinn (Wiesbaden),

sowie dem Deutschen Institut für medizinische Dokumentation und Information (DIMDI) Köln.

Zusammenfassung

Das Tollwutvorkommen ist gegenwärtig nicht mehr auf Mitteleuropa beschränkt, sondern die Tollwutepizootie hat in den vergangenen 10 Jahren seit Veröffentlichung der Verbreitungskarte von Mitteleuropa im Jahre 1966 weitere Teile Europas erfaßt. Im Jahre 1966 zog die vom Rotfuchs getragene Tollwut als silvatische Form aus der Bundesrepublik Deutschland nach Österreich, Belgien und Luxemburg weiter, 1967 nach der Schweiz und 1968 nach Frankreich und Dänemark. Tollwutfrei sind in Europa bisher nur die Niederlande geblieben. Die Entwicklung und die Weiterverbreitung der Seuche in den europäischen Ländern bis 1974 (1. Halbjahr) ist in 2 Karten niedergelegt worden, aus denen die Dynamik des Fortschreitens der Verseuchung über die Landesgrenzen hinweg unabhängig vom Menschen zu erkennen ist. In Tabellen werden die Ausbrüche von Tollwut für die einzelnen europäischen Länder und der Anteil der Fuchstollwut dargestellt. Neueste Erkenntnisse über die Epizootologie, die Ökologie des Fuchses als Virusträger und Virusüberträger (Biotop, Dichte, biologische Faktoren) und die Bekämpfungsmöglichkeiten werden mitgeteilt. Auf die Seuchenlage in den übrigen Ländern Süd-, Südost- und Osteuropas wird hingewiesen.

Im Zeitraum von 1966—1973 starben in Europa (ohne Sowjetunion und Türkei) 38 Personen, die z.T. unbehandelt, z.T. behandelt waren. Zum Vergleich werden die gemeldeten Todesfälle in der Welt, die durchgeführten Vaccinebehandlungen und die postvaccinalen Schäden mitgeteilt.

Summary

At present the occurrence of rabies is no longer confined to Central Europe; since publication in 1966 of the map showing its occurrence in Central Europe epizootic rabies has, over the past ten years, spread further to other parts of Europe. In 1966 rabies in its silvatic form, transmitted by foxes, moved from the Federal Republic of Germany to Austria, Belgium and Luxembourg, in 1967 to Switzerland and in 1968 to France and Denmark. The Netherlands were the only country in Europe to escape from it. The development and further movement of the disease in European countries up to 1974 (the first six months) has been plotted in 2 maps, which demonstrate the dynamic progress of infection across the borders independent of man. Tables are used to represent the occurrence of rabies in respect of individual European countries and the proportion of rabies in foxes. The latest findings concerning the epizootology, the ecology of the fox as carrier and vector of the virus (biotope, density, biological factors), and the possibilities of control the disease are given. Attention is also directed to the situation of the disease in the remaining countries of southern, south-eastern and eastern Europe.

In the period 1966—1973 thirty eight people died from the infection of rabies in Europe, excluding Turkey and the Soviet Union, some having received vaccination, some not. For the purposes of comparison the number of registered deaths throughout the world, treatments carried out using vaccine, and post-vaccinal damage are noted.

Resumé

La zône d'implantation de la rage n'est plus à présent limitée aux territoires de l'Europe Centrale, mais l'épizootie de la rage a envahi d'autres parties de l'Europe depuis 1966, année de la publication de l'auteur de la première carte de sa répartition. En cette même année la maladie portée par le renard continuait son chemin dans son aspect sylvestre, de la République Fédérale d'Allemagne en Autriche, Belgique, Luxembourg, en 1967 en Suisse et 1968 en France et au Danemark. Seule la Hollande est restée indemne jusqu'à ce jour. L'évolution et la propagation de l'épizootie dans les pays européens jusqu'en 1974 (premier semestre) ont été relevées sur deux cartes grâce auxquelles on peut observer le dynamisme de la propagation indépendant des frontières des états et de l'activité de l'homme. Dans des tableaux on présente les points d'apparition de la rage dans les différents pays européens et la contribution des renards dans ces apparitions. Les dernières connaissances sur l'épizootologie, l'écologie des renards comme porteurs et transmetteurs du virus (biotope, densité, facteurs biologiques) sont également communiquées. De même sont fournies des informations sur la situation épidémiologique des autres pays européens au Sud, Sud-Est et Est.

Il est noté qu'entre 1966 et 1973 38 personnes sont mortes — dont une partie seulement a été vaccinée — en Europe à l'exclusion de L'Union Soviétique et de la Turquie.

Enfin pour permettre des comparaisons, le document fait état du nombre des cas mortels enregistré dans le monde entier, de celui des vaccinations effectuées et des dommages post-vaccinals.

Literatur

1. Ademollo, A., Mirri, A., Rosati, T.: Bull. Off. int. Epizoot. **60**, 23 (1963).
2. Andral, L., Toma, B.: Cah. Méd. vét. **42**, 203 (1973).
3. Baer, G. M., Abelseth, M. K., Debbie, J. G.: Amer. J. Epidem. **93**, 487 (1970).
4. Baer, G. M., Abelseth, M. K., Debbie, J. G.: Vet. Bull. **43**, 103 (1972).
5. Beck, G., Osthoff, F.: Tierärztl. Umsch. **21**, 441 (1966).
6. Behrendt, G.: Z. Jagdwiss. **1**, 113, 161 (1955).
7. Black, J. G., Lawson, K. F.: Canad. J. comp. Med. **34**, 309 (1970).
7a. Black, J. G., Lawson, K. F.: Vet. Bull. **44**, 1004 (1974).
8. Bögel, K., Arata, A. A., Moegle, H., Knorpp, F.: Zbl. Vet. Med. B **21**, 401 (1974).
9. Bundesmin. ELF: Tierseuchenberichte 1966 bis 1974.
10. Burrows, R., Matzen, K.: Der Fuchs. München: BLV-Verlagsges. 1972.
11. Centre d'Etudes sur la Rage: Bull. Epid. 1972, 1973, 1974.
11a. Constantine: Publ. Hlth. Rep. (Wash.) **80**, 495 (1962).
12. Costardi, G.: Clin. vet. (Milano) **95**, 418 (1972).
13. Depierreux, R.: Bull. Off. int. Epizoot. **75**, 691 (1971).
13a. Dmitrov, N.: Vet. Bull. **27**, 2057 (1957).
14. Dragonas, P. H., Stoforos, E. N.: Vet. Med. **21**, 545 (1968).
15. Eckerskorn, W.: Dtsch. tierärztl. Wschr. **73**, 150 (1966).
16. Eichwald, C.: Die Tollwut. Leipzig: S. Hirzel 1965.
17. Eidg. Veterinäramt: Mitteilungen 69. bis 75. (1968–1974).
18. Ferrero, G., Fernandez, C.: Bull. Off. int. Epizoot. **75**, 720 (1971).
19. Gaier, R.: Bull. Off. int. Epizoot. **76**, 399 (1971).
20. Gamet, A. *et al.*: Bull. Acad. vét. Fr. **45**, 338 (1972).
21. Grand-Duché de Luxembourg: Bull. sanit. vét. Luxemb. 1966–1974.
22. Grausgruber: Persönl. Mitteil. (nicht veröffentl.) 1974.
23. Haacke, H.: Wildtiertollwut, Diss. München 1970.
24. Hesse, R.: Tiergeographie auf ökologischer Grundlage, S. 135. Jena: Gustav Fischer 1924.
25. Hynes, M. G.: Bull. Off. int. Epizoot. **76**, 367 (1971).
26. Jaeger, O.: (10. Kongreßb.), Fortschr. Vet. Med. **20**, 136 (1973).
27. Jensen, B.: Dan. Rev. Game Biol. **8**, 3 (1973).
28. Joubert, L.: Bull. Soc. Sci. vét. **70**, 423 (1968).
29. Joubert, L., Andral, L.: Vet. Bull. **47**, 3689 (1974).
30. Kadar, T., Ösz, G.: Bull. Off. int. Epizoot. **75**, 803 (1971).
30a. Kadar, T., Ösz, G.: Bull. Off. int. Epizoot. **76**, 409 (1971).
31. Kauker, E., Zettl, K.: Berl. Münch. tierärztl. Wschr. **73**, 166 (1960).
32. Kauker, E., Zettl, K.: Berl. Münch. tierärztl. Wschr. **82**, 301 (1969).
33. Kauker, E.: Die Tollwut in Mitteleuropa von 1953–1966. Heidelb. Akad. Wiss. **1966**, 4. Abh.
34. Kersten, W., Zinn, E.: Dtsch. tierärztl. Wschr. **78**, 175 (1971).
35. Kersten, W.: Dtsch. tierärztl. Wschr. **80**, 30 (1973).
36. Koltai, L. (1970): Vet. Bull. **41**, 603 (1971).
37. Kovalev, N. A.: Sedov, V. A.: Bull. Off. int. Epizoot. **75**, 811 (1971).
38. Kral, J., Zavora, M., Hofmann, J.: Bull. Off. int. Epizoot. **75**, 789 (1971).
38a. Krumbiegel, I.: Kleintier-Prax. **18, 19**, 3, 1 (1973, 1974).
39. Müller, J.: Bull. Off. int. Epizoot. **75**, 763 (1971).
40. Mathieu, E.: Bull. Off. int. Epizoot. **75**, 706 (1971).
41. Mathieu, E.: Bull. Off. int. Epizoot. **76**, 373 (1971).
42. Matouch, O.: Persönl. Mitteil. (nicht veröffentl.) 1974.

42a. Mayr, A. u.a.: Zbl. Vet. Med. B **19**, 615 (1972).
43. Ministerr. d. DDR, Min. Land-, Forst- u. Nahrungsgüterwirtsch.: Tierseuchenberichte 1973.
44. Moegle, H., Knorpp, F., Bögel, K.: Berl. Münch. tierärztl. Wschr. **84**, 437 (1971).
44a. Mohr, W.: Infektionskrankheiten v. O. Gsell u. W. Mohr, Bd. I, Teil I. Berlin-Heidelberg-New York: Springer 1967.
44b. Mol, H.: Bull. Off. int. Epizoot. **75**, 808 (1971).
45. Natscheff, B.: Kleintier-Prax. **11**, 237 (1966).
46. Nottbohm, H. (1973): Kleintier-Prax. **19**, 1 (1974).
47. Off. int. Epizoot.-Region. Kommiss. f. Europa: Bull. Off. int. Epizoot. **75**, 956 (1971).
48. Petrović, M.: Vet. Glasn. **28**, 531 (1974).
49. Petrović, M.: Persönl. Mitteil. (nicht veröffentl.) 1974.
50. Polydorou, K.: Bull. Off. int. Epizoot. **76**, 427 (1971).
51. Prosperi, S.: Prospettive per la diffusione della Rabia silvestre in Italia. Rvte Sintet. Argiornam. 1974.
52. Quesada, A.: Bull. Off. int. Epizoot. **75**, 728 (1971).
53. Rep. Generaldir. Landwirtsch. Min. UdSSR: Bull. Off. int. Epizoot. **79**, 383 (1973).
54. Republik Österreich: Amtl. Veterinärnachr. Bundesmin. Gesundh. u. Umweltschutz 39.—47. Jahr.
55. Rojahn, A.: (1968): Tierärztl. Umsch., 208 (1969).
56. Schaaf, J., Schaal, E.: Dtsch. tierärztl. Wschr. **75**, 315 (1968).
57. Scheffknecht, O.: Wien. tierärztl. Mschr. **59**, 255 (1972).
58. Schellner, H. u.a.: Mh. Tierheilk. **6**, 241 (1954).
59. Schindler, R.: Z. Tropenmed. Parasit. **8**, 233 (1957).
60. Schneider, L. G.: (9. Kongreßber.) Fortschr. Vet. Med. **17**, 114 (1971).
61. Schneider, L. G., Schoop, U.: Vet. Bull. **43**, 1067 (1972).
62. Scholz, K. (1965): Mh. Vet.-Med. **21**, 631 (1966).
63. Secretary of State f. Scotland: Final Report Committee Inquiry on Rabies 1971.
63a. Selimow, M. A., Michajlowski, E. M.: Przeg. Epid., ROK **27**, 23 (1973).
64. Sodja, J. *et al.*: Vet. Bull. **42**, 1281 (1972).
65. Sodja, J. *et al.*: Vet. Bull. **42**, 4551 (1972).
66. Sodja, J. *et al.*: Vet. Bull. **43**, 3330 (1973).
67. Sorce, G. *et al.*: (1969): Vet. Bull. **40**, 3381 (1970).
68. Sotiropoulos, C. M.: Bull. Off. int. Epizoot. **76**, 419 (1971).
69. Steck, F. *et al.*: Bull. Off. int. Epizoot. **75**, 777 (1971).
70. Stellmann, C., Beranger, G.: Rev. Méd. vét. **125**, 45 (1974).
71. Stirbu, A. *et al.*: Vet. Bull. **39**, 5208 (1969).
72. Stirbu, A. *et al.*: St. cerc. Virusol. **21**, 101 (1973).
73. Stubbe, M.: Z. Jagdwiss. **11**, 73 (1965).
74. Stubbe, M.: Beitr. Jagd- u. Wildforsch. **8**, 385 (1974).
75. Toma, B., Andral, L.: Cah. Méd. vét. **39**, 99 (1970).
76. Ulbricht, F.: Arch. exp. Vet.-Med. **23**, 1043 (1969).
77. Vermeulen, C. J.: Persönl. Mitteil. (nicht veröffentl.) 1974.
78. Wachendörfer, G. u.a.: s. Nr. 86 (1972).
79. Wagner, S., Wittmann, W.: Arch. exp. Vet.-Med. **21**, 165 (1965).
80. Wamberg, K. (1960): Vet. Med. **15**, 476 (1962).
81. Winkler, W. G. *et al.*: Vet. Bull. **43**, 4535 (1972).
82. Werdelin, C.: Bull. Off. int. Epizoot. **75**, 751 (1971).
83. Wittmann, W., Kokles, R.: Arch. exp. Vet.-Med. **21**, 165 (1966).
84. WHO: World Survey of Rabies VI—XV (1964—1973).

85. WHO: 6. Rep. Expert. Committee on Rabies, Genf, Techn. Rep. Ser. **1973**, 523.
86. WHO (1973): Rep. WHO/FAO coord. Research Programme on Wildlife Rabies in Europe, Nancy **1972**, VPH/73.3.
87. WHO: Rep. Inter-Regional Seminar on natural foci of Zoonoses, Moskau **1974**, VPH/SEM/74.3.
88. Zinn, E.: Dtsch. tierärztl. Wschr. **73**, 193 (1966).
89. Nagy, L. *et al.*: Orv. Hetil. **115**, 509 (1974).

Additional information of this book

(Vorkommen und Verbreitung der Tollwut in Europa von 1966 - 1974; 978-3-540-07272-0) is provided:

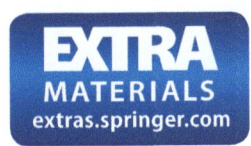

http://Extras.Springer.com

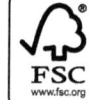

MIX
Papier aus verantwortungsvollen Quellen
Paper from responsible sources
FSC® C105338

If you have any concerns about our products,
you can contact us on
ProductSafety@springernature.com

In case Publisher is established outside the EU,
the EU authorized representative is:
**Springer Nature Customer Service Center GmbH
Europaplatz 3, 69115 Heidelberg, Germany**

Printed by Libri Plureos GmbH
in Hamburg, Germany